国家科技部重点研发计划项目
(2020YFC2008700)

老年人
认知障碍
的预防与康复

Prevention and Rehabilitation of
Cognitive Impairment in the Elderly

主审　吴　韬　郑洁皎
主编　郭　琪　韩佩佩　王丽岩

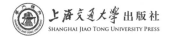

上海交通大学出版社
SHANGHAI JIAO TONG UNIVERSITY PRESS

内容提要

本书参考大量国内外最新的研究成果,在其工作基础上,结合编者团队的科研成果和临床工作经验,采用图文并茂的方式,较为系统化、专业化地介绍了老年人认知障碍的预防与康复。主要从认知障碍的定义、诊断标准、发病机制、影响因素、预防与康复等方面进行阐述,详细讲述了认知障碍的评估指标,并分别从运动疗法、作业疗法、心理治疗、音乐疗法、言语治疗、物理因子治疗、营养干预、中医学疗法、临床药物治疗及新兴治疗方案等方面具体讲解了认知障碍的康复治疗方法,注重实用性内容和进展内容的有机结合。

本书适合康复医师、康复治疗师、康复治疗专业学生,以及全科医师、社区康复人员等阅读,也可为患者、家属、护理人员以及健康老年人了解相关知识提供参考。

图书在版编目(CIP)数据

老年人认知障碍的预防与康复/郭琪,韩佩佩,王丽岩主编.—上海:上海交通大学出版社,2021(2024 重印)

ISBN 978-7-313-24972-2

Ⅰ.①老… Ⅱ.①郭…②韩…③王… Ⅲ.①老年人-认知障碍-预防(卫生)②老年人-认知障碍-康复 Ⅳ.①R749.1

中国版本图书馆 CIP 数据核字(2021)第 099852 号

老年人认知障碍的预防与康复
LAONIANREN RENZHI ZHANGAI DE YUFANG YU KANGFU

主　编：郭　琪　韩佩佩　王丽岩

出版发行：上海交通大学出版社	地　址：上海市番禺路 951 号
邮政编码：200030	电　话：021-64071208
印　制：上海万卷印刷股份有限公司	经　销：全国新华书店
开　本：710mm×1000mm　1/16	印　张：11
字　数：200 千字	
版　次：2021 年 6 月第 1 版	印　次：2024 年 1 月第 2 次印刷
书　号：ISBN 978-7-313-24972-2	
定　价：68.00 元	

编 委 会

主　审　吴　韬　郑洁皎

主　编　郭　琪（上海健康医学院）

　　　　　韩佩佩（上海健康医学院）

　　　　　王丽岩（上海健康医学院）

副 主 编　陈小雨（上海健康医学院）

　　　　　刘悦文（上海健康医学院）

　　　　　马慧芝（上海市虹口区江湾医院）

　　　　　于　幸（上海健康医学院）

　　　　　王红兵（上海市第四康复医院）

编　者　高　慧（泰达国际心血管病医院）

　　　　　何　雯（上海健康医学院）

　　　　　侯国珍（天津体育学院）

　　　　　甲斐元虎（日本一般社团法人·国际智慧医疗健康协会）

　　　　　金　凤（上海健康医学院）

　　　　　李　琳（泰达国际心血管病医院）

　　　　　马微波（上海中医药大学）

　　　　　饶淑梅（天津天狮学院）

　　　　　宋培玉（上海市虹口区江湾医院）

　　　　　陶卓滢（上海健康医学院）

　　　　　王　凤（上海中医药大学）

　　　　　王静茹（上海中医药大学）

　　　　　吴昕泽（天津体育学院）

　　　　　赵景旺（上海中医药大学）

　　　　　赵银娇（上海市虹口区江湾医院）

　　　　　张　慧（上海市虹口区江湾医院）

　　　　　张凌云（上海市虹口区江湾医院）

　　　　　钟伟婷（上海市虹口区江湾医院）

　　　　　张媛媛（天津医科大学）

　　　　　YI YAO［奥登特康养管理（深圳）有限公司］

　　　　　吴　宁（上海健康医学院）

序

第四次中国城乡老年人生活状况抽样调查结果显示,我国老年人群呈现显著的高龄化、慢病化、失智化和空巢化特征。伴随人口老龄化的日趋严重,认知障碍的患病率也在不断增加,其高致残率和高致死率的特点给社会和经济带来沉重负担,已成为我国公共卫生的重大难题。

认知障碍是一种以认知功能进行性下降或障碍为主要症状的临床综合征,起病隐匿,不易发现。在我国 60 岁以上老年人群中,每年约有 12% 的轻度认知障碍患者进展至痴呆阶段。痴呆已成为继心脏病、肿瘤、脑卒中之后的第四大疾病。据 2019 年世界卫生组织发表的指南显示,全球约有 5 000 万老年痴呆症患者,其中,我国患病人数位居第一。因此,加深我国民众对认知障碍的了解,探寻认知障碍的防治策略,优化认知障碍的健康管理至关重要。

人们总是试图忘却一些记忆。但对于认知障碍患者而言,记忆是弥足珍贵的。根据认知障碍的发展进程可将其分为 3 个阶段,包括轻度行为障碍阶段、轻度认知障碍阶段与痴呆阶段。目前,部分临床药物未能显现明显的病程延缓效果,而现有的关于认知障碍的流行病学证据提供了一些可干预的方向,有助于建立早期预防方案。本书以逐层递进的方式介绍了认知障碍进展的 3 个阶段,根据最新的文献研究总结了认知障碍的相关影响因素,阐述了关于认知功能、日常生活能力以及精神行为症状方面的评估方法,并以上述内容为基础提出了综合的康复干预策略。除了药物治疗、运动治疗和营养治疗等常见干预措施,还概述了音乐治疗、物理因子治疗和干细胞治疗等新兴领域的现状,致力于为老年患者生理、心理和社会的全方位健康管理提供参考依据。近些年来,国内外关于老年认知障碍防治策略的探索大多集中于医疗领域,较少关注健康管理。在这一疾病的康复道路上,我们仍然任重道远。

自 2010 年以来,郭琪教授作为学科带头人致力于生活方式疾病与老年性疾病的教学、科研和临床工作,重点关注认知障碍对老年人群的影响,建立大规模人群队列以积极探寻认知障碍的病因及危险因素。本书的编撰汇总了国内外相关指南与研究,愿与各方同仁分享,期望能够辅助临床诊疗工作的开展,提高老年人群的生命质量,促进健康老龄化目标的实现。

2021 年 5 月

目　录

第一章

绪　　论

第一节　认知障碍的概述

随着人口老龄化进程逐渐加剧，老年人群的健康问题日趋凸显，不仅局限于因机体功能衰退而导致的生理性疾病，更突出表现为孤独、抑郁及认知功能障碍等问题。认知障碍是一种以认知功能渐进性下降或功能障碍为主要症状的临床综合征，起病隐匿，临床表现具有异质性，以认知功能障碍、精神行为症状、日常生活活动能力（activities of daily living，ADL）受损为三大特征。依据疾病进程，可将认知障碍分 3 个阶段，即：轻度行为障碍（mild behavioral impairment，MBI）阶段、轻度认知障碍（mild cognitive impairment，MCI）阶段与痴呆阶段。

MBI 已被诸多研究证明广泛存在于认知障碍的各个阶段，相应的情感障碍及精神行为症状均可增加痴呆的发病风险和进程。在我国 60 岁以上人群中，MCI 的患病率为 20%，每年约有 12% 的 MCI 患者发展为痴呆[1]。阿尔茨海默病（Alzheimer disease，AD）是痴呆较为常见的一种亚型，其潜伏期和前驱期长达 20 年，平均临床病程 8～10 年。随着年龄的增长，AD 越来越普遍，65 岁以上的人群患病率为 10%～30%，发病率为 1%～3%；60 岁以后的发病率至少每 10 年翻一番[2]。

痴呆已成为继心脏病、肿瘤、脑卒中之后的第四大疾病，其经济负担甚至超过前三者之和。有调查显示，中国老年痴呆的总费用位居全球第 3，仅次于美国和日本[3]。因此，认知障碍的防治形势非常严峻。除此之外，老年人因认知障碍及精神行为异常，使得机体对内外环境的反应和认知能力下降，劳动能力逐渐降低，生活不能自理，无法正常参加社会活动，对其个人安全、生活质量、社交和身心健康均造成不同程度的影响。患者及家人往往因为疾病无法治愈而丧失信心。

如今，人口老龄化趋势日趋显著，认知障碍已经成为危害老年人生活质量的重要因素。因此，积极预防、治疗老年痴呆，加上合理的康复策略，不仅可以缓解家庭压力，还可以减轻社会的财政负担，对个人及社会都有着至关重要的意义。

一、轻度行为障碍(MBI)

1. MBI 的流行病学特点

未发生痴呆的老年人所表现出的精神行为症状为 MBI。MBI 是指在现实生活中 50 岁以上人群先有持久的人格或行为改变,并持续超过 6 个月;认知缺失或功能下降不明显;保留社会职能或 ADL[4]。其神经精神症状(neuropsychiatric symptoms,NPS)在痴呆和前驱阶段中也很常见。近期的研究表明,MBI 在痴呆前期临床状态和认知健康的老年人中有相对较高的患病率,分别为 48.9% 和 27.6%。无论认知障碍的程度如何,抑制控制障碍和动机降低是最常见的 MBI 特征,且 MBI 对男性的影响大于女性[5]。MBI 可反映神经退行性改变的进程和疾病的早期阶段,代表了痴呆的前驱期。与没有 NPS 的 MCI 患者相比,有 NPS 的 MCI 患者罹患痴呆的风险更大。正常认知的老年人的 NPS 也具有很高的认知损伤风险。越来越多的研究认为 NPS 是痴呆前驱阶段(如 MCI)的一个内在方面,是认知能力下降的早期标志,甚至可能早于认知症状的出现和临床诊断。

2. MBI 的诊断标准

最早应用的标准由 Taragano 等提出。2016 年 NPS 研究兴趣小组,即美国阿尔茨海默病协会设立的国际阿尔茨海默病研究与治疗促进协会(international society to advance Alzheimer's research and treatment,ISTAART)发表了 MBI 最新的操作性诊断标准(见表 1-1)。这些标准的基础是假设神经变性可以在认知障碍之前发生,表现为人格变化、行为症状或其他精神病症状,具体表现取决于病理类型和位置。MBI 旨在作为一个概念来描述一种综合征,其中一种精神病症状的迟发性发作是其他神经系统疾病(如严重抑郁症、广泛性焦虑症、妄想症等)中未被描述的症状。尽管总体概念是广泛的,但 MBI 已分为动机、情感调节、冲动控制、社会认知和知觉/思想内容 5 个领域。此外,由于 MBI 和 MCI 都是痴呆的前兆,因而痴呆发作后的 NPS 不被视为 MBI。

表 1-1　轻度行为障碍(MBI)的诊断标准

Taragano MBI 诊断标准[6]
(1) 持续的行为变化和轻微的精神症状,特别是脱抑制;
(2) 无严重的认知障碍;
(3) 日常生活活动能力正常;
(4) 不能诊断为痴呆

（续表）

ISTAART MBI 诊断标准[7]

（1）由患者、知情者或临床医师观察到的行为或人格改变，在年龄≥50 岁出现，持续（可间断出现）时间≥6 个月，至少出现下述症状中的一项与患者以往行为或人格不同的临床表现证据：
　　① 动机缺乏（例如，淡漠、自发性缺乏及情感淡漠）；
　　② 情绪不稳定（例如，焦虑、烦躁、多变、欣快及易激惹）；
　　③ 冲动控制障碍（例如，激越、脱抑制、赌博、强迫症及行为持续性）；
　　④ 社交不适性（例如，缺乏同理心、缺乏自知力、社会功能基本丧失、死板及夸张化的人格特征）。
（2）行为症状足够严重，引起下列症状中至少一种，起码是轻微的损害：
　　① 人际交往；
　　② 社会功能的其他方面；
　　③ 工作能力；
　　④ 患者大体日常生活活动能力保持独立，可能需要轻微的协助。
（3）尽管可能存在共病，但行为和人格改变不是现有的精神疾病（例如，广泛焦虑、严重抑郁、躁狂或者精神病）或者外伤、常见的医疗原因、食物或药物的生理影响引起的。
（4）患者不符合痴呆综合征的诊断标准。例如，阿尔茨海默病（AD，第 1 次出现）、额颞叶痴呆（FTD）、路易体痴呆（DLB）、血管性痴呆（VD）及其他痴呆，可以和轻度认知障碍（MCI）并行诊断。

3. MBI 的病理学特点

MBI 与 AD 的病理之间是相互关联的。一项探索性研究发现，关于 β-淀粉样蛋白的生物标记物类别，较高的 MBI-C 分数可预测左额叶皮层、左后扣带回皮层、左尾状核和左丘脑中较高的 β-淀粉样蛋白正电子发射断层扫描（positron emission tomography，PET）摄取。同时研究发现，MBI-C 评分升高与 β-淀粉样蛋白 PET 摄取之间最强关联的区域与已知 AD 分层的第 1 阶段中表现出的淀粉样变性区域相对应，特别是新皮层，包括额叶新皮层[8]。这提示 MBI 和淀粉样蛋白的病理之间存在关联，可代表 AD 的前驱阶段。此外，其他的一些相关研究，如 NPS（如焦虑症）与皮层下淀粉样变性病有关，以及 NPS（如冷漠和焦虑症）与额叶和扣带状皮层中 β-淀粉样蛋白沉积有关[9,10]，这些研究进一步强化了 MBI 与早期 AD 相关病理学改变之间联系的假说。但在 MBI-C 评分与 tau 蛋白生物标志物类别的关联性研究中发现，MBI 与 tau 蛋白 PET 摄取量增加无关，该结果证明了 MBI 确实与早期而非晚期 AD 的病理生理学有关。

4. MBI 的临床表现

MBI 是个体出现一系列行为和心理症状，但未出现认知功能下降，以及 ADL 完好的一种状态。情感或情绪失调是 MBI 的核心特征，包括抑郁、焦虑、烦躁不安、易怒及睡眠紊乱等症状。越来越多的证据表明,在 MBI 的老年人中,抑郁症状是老年人发生认知障碍的一个风险因素,并可能被当作认知障碍的前驱症状,这对 AD 痴呆和其他类型的痴呆都是如此[11]。研究发现,抑郁症在人群中比较普遍,常表现为情绪沮丧,对之前的爱好失去兴趣,与进展为 AD 痴呆的风险增加相关[12]。与 AD 相比,血管性痴呆(vascular dementia,VD)患者更容易出现抑郁症状[13]。焦虑常表现为恐惧、紧张、不安,当合并激越、易怒时,会增加 AD 的患病风险。焦虑症状通常与神经退行性疾病相关。临床上,焦虑水平升高也与老年人认知功能下降有关,意味着 MBI 可能作为痴呆的前驱症状,还可能作为痴呆病情进展的危险因素。烦躁、易怒在神经退行性疾病的神经行为症状中也较常见,患者常变得脾气暴躁,在遇到挫折或困难时会毁坏周边的物品,与之前的性格不相符。另外,兴奋和激越的表现也较常见。在认知障碍晚期,与额颞叶痴呆(frontotemporal dementia,FTD)相比,兴奋和激越的症状在 AD 型痴呆中相对较少。总之,情感和情绪性调节紊乱是神经退行性改变和中、重度认知障碍前驱症状的常见表现。

二、轻度认知障碍(MCI)

1. MCI 的流行病学特点

MCI 是指记忆力或其他认知功能进行性减退,但不影响日常生活能力,且未达到痴呆的诊断标准[14]。在 65 岁及以上的成年人中,MCI 的患病率为 10%～20%;风险随着年龄的增长而增加,男性的风险略高于女性。尽管与一般人群相比,MCI 患者患痴呆的风险更高,但根据研究人群的不同,目前对风险的估计存在很大的差异(5%～20%的年转化率)[15]。一项涉及中国 22 个省的系统评价表明,在中国老年人口中,MCI 的合并患病率为 14.71%[16]。作为一种临床综合征,MCI 有可能存在多种表现形式,可以进一步分为遗忘型 MCI 和非遗忘型 MCI。遗忘型 MCI 指的是一个人记忆存储信息的能力受到损害,而非遗忘型 MCI 指的是一个或多个其他认知领域受到损害,而记忆相对完整。非遗忘型 MCI 记忆力下降相对较少,而且通常比遗忘型 MCI 更难诊断。一般而言,遗忘型 MCI 在发展为痴呆时,往往会发展为 AD 或 VD,而非遗忘型 MCI 常见的演变为 FTD 或路易体痴呆(dementia with lewy bodies,DLB)。MCI 可面临发展为 AD、进展为其他类型痴呆、逆转为正常认知状态、病情控制平稳(既不好转、也不恶化)这 4 种结果。已有研究表明,大约 50%的 MCI 患者将在 5 年内发展为痴呆,有 20%～30%的 MCI 患者将恢复正常[17]。

2. MCI 的诊断标准

尽管 MCI 的核心临床标准在很大程度上保持不变,但 MCI 的操作定义经历了多次修订,并且仍在不断发展(见表1-2)。Petersen 等于 1999 年率先提出了 MCI 的诊断标准[18],该标准得到了广泛认可和应用,但主要是针对遗忘型 MCI,所以仍存在局限性。2003 年修订的 Mayo 临床标准按照是否存在记忆困难和受影响的认知域数量将 MCI 分为 4 个亚型,即单认知域遗忘型 MCI、多认知域遗忘型 MCI、单认知域非遗忘型 MCI 和多认知域非遗忘型 MCI。除此之外,该标准还对 MCI 的病因进行了更全面的阐述,成为目前应用较为广泛的 MCI 诊断标准。2011 年,美国国家衰老研究所(National Institute of Aging,NIA)和阿尔茨海默病学会(Alzheimer's Association,AA)在已有 MCI 诊断标准的基础上增加了包括淀粉样蛋白和神经元损伤相关的生物标志物的内容,发表了新的诊断指南,简称"NIA-AA 诊断标准"。NIA-AA 诊断标准将 AD 源性 MCI 定义为有症状但无痴呆的个体,其具有 AD 的潜在病理生理特点。AD 源性 MCI 的特征是记忆力减退、认知功能的纵向下降以及缺乏血管、外伤或其他医学原因引起的认知功能下降的证据。NIA-AA 标准还提出了淀粉样蛋白沉积和神经元损伤的生物标志物测量方法,以进一步完善 AD 源性 MCI 患者诊断的可能性,但目前尚不建议将这些测试用于常规临床标准。

表1-2　轻度认知障碍(MCI)的诊断标准

修订的 Mayo 临床标准(2003)[19,20]	进一步表征——特殊的分型
(1) 主观的(自我或知情者)认知障碍主诉; (2) 客观的认知障碍; (3) 保持功能的独立性; (4) 尚未达到痴呆的诊断	(1) 遗忘型 MCI(单一领域、多领域); (2) 非遗忘型 MCI(单一领域、多领域)
美国国家衰老研究所(NIA)- 阿尔茨海默病学会(AA)诊断标准(2011)[21]	进一步表征—— 阿尔茨海默病原性 MCI[22]
(1) 由患者、知情者或临床医师观察到的认知功能变化; (2) 在一个或多个认知领域(包括记忆、执行功能、注意力、语言或视觉空间技能)出现损伤的客观证据(来自认知测试); (3) 复杂的工具性日常生活活动能力可以有轻微损害,但保持独立的日常生活活动能力; (4) 尚未达到痴呆的诊断	(1) 存在记忆障碍; (2) 数月至数年间认知功能逐渐下降(非常迅速的下降可能表明病毒感染、肿瘤或代谢紊乱); (3) 无帕金森病表现和幻觉(提示路易体痴呆); (4) 无血管危险因素和广泛的脑血管疾病(提示血管性认知障碍)

（续表）

DSM-5(2013)诊断标准	进一步表征——明确潜在的病因
(1) 在一个或多个认知领域（患者/知情者/临床医师报告或认知能力的客观测量）中，认知功能较以前水平略有下降； (2) 保持功能的独立性； (3) 这种认知缺陷并不只发生在精神错乱的情况下，其他的精神疾病（如重度抑郁症、精神分裂症）并不能更好地解释认知缺陷； (4) 尚未达到痴呆的诊断标准	● 阿尔茨海默病 ● 额颞叶痴呆 ● 路易体病 ● 血管疾病 ● 创伤性脑损伤 ● 物质/药物使用 ● 艾滋病病毒感染 ● 朊病毒疾病 ● 帕金森病

此外，还有两个临床分类标准可以识别有症状但无痴呆的认知功能减退阶段，但使用的术语与 NIA-AA 标准不同。国际工作组（International Working Group，IWG）的标准使用"前驱性 AD"或"痴呆前 AD"一词来指称其症状不足以影响日常生活活动能力的认知障碍患者，而新的第 5 版《精神障碍诊断和统计手册》(diagnostic and statistical manual of mental disorders，DSM-5)的诊断标准则称该阶段为"轻度神经认知障碍"。但该内容只用于临床或基础研究，并不是临床诊断所必需。总之，区分 MCI 和痴呆的关键标准是保持功能的独立性，以及在社交或职业功能上没有重大损害，而不同病因导致的 MCI 其具体的诊断标准不同，临床应灵活使用。

3. MCI 的分型

MCI 患者多表现为典型的记忆力下降，但对患者的工作和生活不会产生较大的影响。根据是否有记忆功能障碍，老年人 MCI 分为以下两种类型：遗忘型 MCI(amnestic MCI，aMCI)和非遗忘型 MCI(non-amnestic MCI，naMCI)。根据认知功能受损领域的特点和数量的不同，MCI 进一步被分为 4 个亚型：单领域遗忘型轻度认知功能障碍(amnestic mild cognitive impairment with single domain，aMCI-SD)、多领域遗忘型轻度认知功能障碍(amnestic mild cognitive impairment with multiple domain，aMCI-MD)、单领域非遗忘型轻度认知功能障碍(non-amnestic mild cognitive impairment with single domain，naMCI-SD)及多领域非遗忘型轻度认知功能障碍(non-amnestic mild cognitive impairment with multiple domain，naMCI-MD)[23]。

(1) aMCI：aMCI 在临床中最为常见，症状与痴呆最为相似，并且发展为痴呆的概率高，因此备受研究者关注[24]。一项为期 1 年的纵向研究随机调查了中国 3 246 名 60 岁以上的社区老年人，发现中国老年人 aMCI 的患病率为 17.1%，并且男性和经常阅读书籍是 aMCI 的保护因素[25]。aMCI - SD 的认知障碍仅表现为记忆障碍,aMCI - MD 则表现为累及记忆力,并存在其他一项或多项认知损害。前者常为 AD 的早期症状,后者可由 AD、脑血管病或其他疾病(如抑郁)等引起,但两者均易从 MCI 发展为痴呆,使老年人的生存质量受到严重威胁。aMCI 患者的突出特征为记忆损害,包括主诉记忆障碍、知情人报道的记忆障碍以及客观记忆测试障碍,但尚未达到痴呆的严重程度。同时,患者复杂的日常生活活动能力及工作和社交活动均会受到影响,也可伴有轻微的抑郁、焦虑等消极的心理问题,但尚保留着必要的日常生活能力。已有研究发现,aMCI 与 naMCI 在右侧海马、双侧杏仁核、左侧楔前叶、左侧颞横回等部位存在显著性差异。其中,左侧楔前叶萎缩是记忆、执行功能和视觉空间损伤的危险因素[26]。因此,深入了解 MCI 的亚型及其病理学机制,有助于准确诊断和干预。

(2) naMCI:naMCI 涵盖很多认知功能损害,通常可以认定为多种类型痴呆的前期表现,并且更有可能发展为其他类型的痴呆,如 VD、FTD 或 DLB。患者表现为除记忆功能以外的认知领域损害,记忆功能保留。naMCI 患者的认知功能优于遗忘型 MCI 患者,但是 naMCI 患者的激越、淡漠和脱抑制比例显著高于aMCI 患者[27]。所以,我们还需要提高对 MCI 患者精神行为症状及特征差异的认识及重视。另外,之前的研究表明神经丝蛋白是 AD 或 MCI 的潜在生物标志物,而现有的研究又发现 aMCI 患者的尿中 AD 相关神经丝蛋白水平高于 naMCI 患者,提示尿中 AD 相关神经丝蛋白可能是一种潜在的生物标志物,有助于识别aMCI 和 naMCI 患者[28]。

4. MCI 的病理学特点

淀粉样蛋白沉积造成的大脑神经元损伤和死亡是导致 MCI 进展的一个不争的事实,研究进一步证实 PET 摄取定义的临床前 AD 患者发展为 MCI 或 AD 痴呆的风险更高[29],若 MCI 患者脑脊液中 Aβ42 降低及 Tau 蛋白升高同时出现,被认为进展成 AD 的可能性极大,但葡萄糖代谢失调并没有加速 MCI 病程的进展。一些研究表明,载脂蛋白 E4(apolipoprotein E4,APOE4)携带者的状态可能与 MCI 患者的海马萎缩以及认知正常者的认知下降率较高相关,可能有助于预测那些更可能从 MCI 转变为 AD 的患者。而其他研究表明,APOE4 携带者状态本身并未显示出可预测认知能力下降或转变为 AD,不建议常规使用。另有研究表明,与正常对照组相比,匹兹堡化合物 B(PiB)阳性(+)aMCI 患者的头部和身体均出现海马形状异常,内侧颞、前神经、颞顶和额叶区域皮层变薄。其范围比先前研究中临床诊断的 aMCI 患者的范围更广,并且与 AD 患者的相符。其次,PiB(一)aMCI 患者在右侧海马体的外侧部分表现出明显的畸形,并且在额中部和前颞部区域皮层变薄[30]。该研究表明，PiB（＋）aMCI 患者比临床诊断的 aMCI 患者表现出更多的结构改变，更有可能发展为 AD（见图 1-1）。

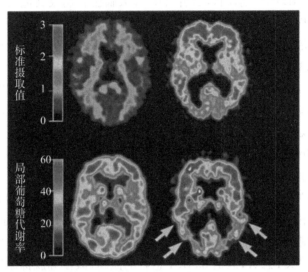

图 1-1　图中分别展示了 67 岁健康人（左）和 79 岁阿尔茨海默病患者（右）大脑的[11]C 标记的匹兹堡化合物 B(PiB)摄取值图像([11]C - PiB;上图)及 F - 氟尿脱氧葡萄糖脑区域葡萄糖代谢图像(mol·min^{-1}·100 mL^{-1}，下图)。患有阿尔茨海默病和脑区域葡萄糖代谢较低的患者，其额叶和颞叶皮层中的 PiB 保留率很高，但健康人没有 PiB 保留(左上)，且大脑区域葡萄糖代谢正常(左下)

5. MCI 的临床表现

MCI 可视为痴呆的危险状态，少数 MCI 患者似乎随着时间的推移保持稳定或恢复正常，但超过一半的人在 5 年内进展为痴呆[31]。其中，aMCI 在临床上以记忆障碍为主要特征，其他认知领域也可能受到影响，但是影响较轻微。naMCI 记忆功能完好，但在其他认知领域则存在缺陷。例如，执行功能（判断、见识、推理和社交）、语言功能、信息处理或视觉建构的速度。如果累及其他认知域，则为多领域 naMCI。一般而言，aMCI 会发展为 AD，而 naMCI 可能会发展为其他类型的痴呆[32]。

（1）认知功能障碍：主观记忆受损是最主要的，也是最常见的临床表现，尤其是近期记忆减退明显，远期记忆相对保存。这种记忆下降与正常衰老的记忆下降不同。一些轻微的健忘，比如放错了东西或者很难回忆起某个单词，虽然会给老年人的生活带来不便，但这是正常的衰老引起的记忆下降。aMCI 患者的记忆丧失表现则更为突出，常表现为忘记重要的日常安排。例如，约会、电话交谈或他们感兴趣的且最近发生的重要事件（例如，对于体育迷来说，体育赛事的结果），或者持续不断地询问同一件事情。这种记忆障碍时隐时现，外人一般不会注意到这种表现。根据受累的认知域数量,可分为单领域 aMCI(只累及记忆力)和多领域 aMCI(除累及记忆力之外,还存在一项或多项认知域损害)。多领域 aMCI 的患者会表现出其他认知域损害的相应表现。比如,语言能力受损时,患者表现为交流时找词困难,叫不上熟人的名字;伴有执行功能受损时,表现为不再擅长安排日常活动、无法同时进行多项活动;视空间功能受损,可能出现平衡与步态异常,步态异常主要表现为步速减慢、步幅降低,而视觉信息处理障碍导致平衡测试过程中姿势摆动增加[33]。naMCI 的特点是患者表现为记忆功能以外的认知域损害,也可进一步分为单领域 naMCI 和多领域 naMCI。患者的认知功能损害较遗忘型明显,且常合并有情绪障碍。naMCI 较少见,可能是非 AD 型痴呆的先兆,如 FTD 和 DLB。

(2)神经精神症状(NPS):MCI 患者常出现 NPS,这与其认知能力下降有关。比如,患者可能因近期记忆减退而出现错构、虚构甚至妄想。aMCI 与显著的 NPS 相关,尤其是情绪障碍和冷漠。最常见的情绪障碍为抑郁与焦虑[34]。一项来自加拿大 4 517 名年龄≥60 岁的认知正常志愿者的前瞻性观察研究发现,焦虑和抑郁是 NPS 群中最普遍的 2 个症状[35]。当抑郁症或焦虑症与 MCI 并发时,认知能力可能会下降得更快。抑郁症与一系列行为和生理风险因素有关,包括缺乏运动、炎症和血管风险,如果有效解决这些问题,可能有助于防止进一步的认知能力下降[36]。

冷漠是 MCI 患者最常见的 NPS 之一,与认知能力加速下降有关,其影响可独立于抑郁症。在一项对 MCI 患者的前瞻性分析中,与合并抑郁症相比,仅合并冷漠的 MCI 患者转化为痴呆的风险更大。冷漠可引起一系列不良健康行为,包括缺乏运动、身体功能下降、自我保健意识差、社交孤立、增加照顾者负担。另外,冷漠作为一种临床综合征,常常被误认为是抑郁症的症状和体征。患者往往缺乏兴趣和动力,经常被误诊为抑郁症。Landes 等报告指出,烦躁不安或易怒常与抑郁症并存,而非冷漠;抑郁症患者通常有绝望、无价值感、负罪感、焦虑和对死亡的关注,而冷漠的患者则没有这些表现[37]。此外,兴奋、暴躁及易激惹等表现也较常见,脱抑制表现较少见。

睡眠-觉醒障碍是 MCI 常见的症状之一,常伴发失眠、睡眠相关的呼吸障碍、快速眼动期睡眠行为障碍、昼夜节律失调性睡眠-觉醒障碍、日间过度嗜睡、不宁腿综合征等疾病。我国社区调查显示 34.3%的 MCI 患者存在睡眠障碍[38]。睡眠障碍常表现为总睡眠时间减少、睡眠效率降低、觉醒的时间和次数增多。睡眠障碍会显著加速 MCI 患者的认知功能衰退,增加痴呆的患病风险,加重痴呆患者记忆、认知功能损害以及精神行为症状的严重程度和病死率[39]。

(3)日常生活活动能力(ADL):ADL 是指一个人为了满足日常生活的需要

每天所进行的活动,包括进食、梳妆、洗澡、如厕及穿衣等[40]。功能性移动包括翻身、从床上坐起、转移、行走、驱动轮椅及上下楼梯等,都可以通过 ADL 量表等来测定。通常,认知功能状态与 ADL 相关,认知功能越低,ADL 越差。MCI 患者在客观的神经心理学认知测试中的表现低于正常水平,但 ADL 保持正常。例如,在工作、家庭和社会环境中能够维持 ADL。但因认知受损而出现较严重的情绪障碍表现时,可能会影响患者的 ADL。因此,若患者出现情绪波动较大、NPS严重时,应及时进行医疗检查与干预。

三、痴呆

1. 痴呆的流行病学特点

痴呆的定义是由大脑疾病或损伤引起的 2 种或 2 种以上认知能力的慢性获得性丧失。阿尔茨海默病(AD)是不可逆性痴呆的最常见类型,占所有痴呆病例的 50%~80%。根据修订版 IWG-2 提出的痴呆标准,AD 指的是从最初的、无症状的大脑退行性变转变为直接的、明显的痴呆的整个病理连续体[41]。认知缺陷、神经精神病和行为症状(包括抑郁、精神病、冷漠、徘徊和激动)以及功能独立性丧失也是 AD 的临床表现[42,43]。AD 往往被分为临床前 AD、前驱性 AD 及AD痴呆 3 个阶段。少数人是单纯性 AD 痴呆,大多数人是混合性痴呆。痴呆的其他最常见分型包括血管性痴呆(VD)、路易体痴呆(DLB)、帕金森病痴呆(Pakinson disease dementia,PDD)和额颞叶痴呆(FTD)等,其中每一种占 5%~10%。2019 年世界卫生组织发表的指南显示,全球约有 5 000 万老年痴呆患者,其中中国的患病人数位居全球第 1,而痴呆以平均每 3 秒新诊断 1 例的速度进展,预计 2050 年患病人数将增加 2 倍[44]。关于中国大陆、中国香港和中国台湾地区的痴呆患病率,最新的系统评价显示,估计痴呆总人数为 950 万[45]。不断膨胀的个人和社会财政成本迫切需要有效的临床前诊断和治疗在症状发作前停止疾病进展。

2. 痴呆的诊断标准

第 1 个国际公认的 AD 诊断标准是 1984 年发表于 *Neurology* 的美国国立神经病、语言障碍和卒中研究所——老年性痴呆及相关疾病学会(National Institute Communicative Disorders—Alzheimer Disease Related Disorder Association,NINCDS-ADRDA)标准,其与 2000 年 DSM-5 标准的共同缺点是仅把 AD 当成痴呆的一种亚型,而未将 AD 进行分期或与其他类型的痴呆做详细的区分和对照。此外,这两个标准还缺乏可靠的生物标志物。2007 年,IWG

发表了 NINCDS-ADRDA 诊断标准的修订版,即 IWG-1 诊断标准。该标准指出 AD 不是一个独立的疾病单元,而应将其看成是一个动态的发展变化过程,强调情景记忆损害是 AD 的核心特征,并提出利用生物标志物来提高对 MCI 诊断的准确性。但其主要不足是仅仅关注了典型的 AD,而且没有对这些生物标志物的可靠性做深入探索。2011 年的 NIA-AA 诊断标准将 AD 的病理过程划分为三个不同的阶段,即痴呆前无症状期、痴呆前有症状期及痴呆期,强调了 MCI 阶段对 AD 发病的重要影响并发展了一系列新的生物标志物,提高了 AD 的诊断准确性(见表 1-3、表 1-4)。2014 年 IWG-2 标准继续将 aMCI 作为 AD 的核心标准,但把情景记忆检查的比重加大,同时也改进了生物标志物的实际应用[46]。目前,修订版的 IWG 标准、2011 年的 NIA-AA 标准已得到认可。NIA-AA 标准的优势在于即使没有生物标志物,也可对痴呆做出诊断,只是特异性较低;而 IWG 标准的优势在于,当存在可以利用的生物标志物的时候,其更容易被应用于临床试验或者临床诊断,具有较好的一致性[47]。总之,诊断标准各有利弊,为提高诊断的准确性及特异性,应联合临床症状、生物标志物(脑脊液、血液、尿液、影像学)及心理神经测验作为诊断 AD 的依据。

表 1-3　美国国家衰老研究所(NIA)和阿尔茨海默病协会(AA)提出的全因痴呆核心临床标准

NIA-AA 临床标准[48]
(1) 工作或日常活动能力减弱。
(2) 与之前的功能水平相比有所下降。
(3) 不能由精神错乱或严重的精神障碍来解释。
(4) 认知障碍的检测和诊断涉及以下两点: ① 从患者和知情人那里获取病史; ② 客观认知评估,精神状态检查或神经心理测试(当常规病史和精神状态检查不能提供可靠诊断时,应进行神经心理测试)。
(5) 认知或行为障碍至少涉及以下两个领域: ① 获取和记忆新信息的能力受损。 　症状包括:重复的问题或对话,放错个人物品,忘记事件和在熟悉的路线迷路。 ② 推理能力、处理复杂任务能力及判断力差。 　症状包括:对安全风险认识不足、无法管理财务、决策能力差、无法计划复杂或连续的活动。 ③ 受损的视觉空间的能力。 　症状包括:不能识别人脸或普通物体,或尽管有良好的敏锐度,但仍不能在直接视野中找到物体,不能操作简单的工具。 ④ 语言功能受损。 　症状包括:说话时思考困难、犹豫、演讲、拼写和写作错误。 ⑤ 性格、行为或举止的变化。 　症状包括:不典型的情绪波动,如焦虑、动机受损、冷漠、动力丧失、社交退缩、对先前活动的兴趣降低、同理心丧失、强迫性或强迫性行为、社会上不可接受的行为。

表 1-4　根据病理特点划分阿尔茨海默病(AD)的 3 个阶段

AD 的 3 个阶段[26-27]			
临床分期	标准	生物标记	观察结果
痴呆前 无症状期 (临床前 AD)	● 正常的认知表现或非常轻微的认知困难	● 淀粉样蛋白相关的脑脊液(CSF)生物标志物:Aβ42↓ ● 淀粉样蛋白成像:淀粉样蛋白配体的高保留率 ● 神经退行性病变相关的生物标志物没有变化	● 很少有对照研究采用这些诊断标准。因此,这些标准只能用于科学研究
痴呆前 有症状期 (前驱性 AD)	● 认知功能随时间而变化 ● 在一个或多个经年龄和教育状况调整的认知领域中的表现低于预期 ● 在日常生活活动中的独立性 ● 非精神错乱	● 淀粉样蛋白相关的 CSF 生物标志物:Aβ42↓ ● 淀粉样蛋白成像:淀粉样蛋白配体的高保留率 ● 神经退行性病变相关的 CSF 生物标志物:t-tau↑,p-tau↑ MRI:海马萎缩 PET:颞顶不全	● 与淀粉样蛋白相关的阳性生物标志物的存在增加了前驱性 AD 的确定性 ● 神经退化相关的生物标志物的存在也增加了前驱性 AD 的可能性,以及进展为 AD 型痴呆的风险 ● 缺乏与淀粉样蛋白相关的阳性生物标志物表明 AD 的风险较低
AD 痴呆阶段	● 可能 AD(probable AD dementia):进行性学习障碍和记忆障碍的隐匿性发作+其他认知领域的损伤。最初的表现也可以是非遗忘型损伤(语言、视觉和执行功能障碍) ● 很可能 AD(possible AD dementia):典型的临床表现,但患者同时表现出明显的脑血管疾病或其他精神障碍的特征(例如路易体痴呆)	● 淀粉样蛋白相关的 CSF 生物标志物:Aβ42↓ ● 淀粉样蛋白成像:淀粉样蛋白配体的高保留率 ● 神经退行性病变相关的 CSF 生物标志物:t-tau↑,p-tau↑ MRI:海马萎缩 PET:颞顶不全	● 该标准承认了 AD 的非典型表现的可能性 ● 大脑淀粉样变的一个或多个阳性生物标志物的存在,加强了临床诊断

3. 痴呆的分型

（1）阿尔茨海默病（AD）：AD 主要表现为渐进性记忆障碍、认知功能障碍、人格改变及语言障碍等 NPS,严重影响社交、职业与生活功能。AD 作为一种慢性疾病,潜伏期和前驱期长达 20 年,平均临床病程 8～10 年,随着年龄的增长,AD 越来越普遍,65 岁以上的人群患病率为 10%～30%,发病率为 1%～3%,60 岁以后的发病率至少每 10 年翻一番。AD 起病隐匿,病程长,其早期主要表现为记忆力下降,不易与正常衰老相鉴别,很多患者就医时已到病程中晚期。目前,AD 的病因及发病机制尚未阐明,已有的研究发现 AD 的主要特征性病理学改变为 β 淀粉样蛋白（amyloid β - protein，Aβ）沉积形成的细胞外老年斑、tau 蛋白过度磷酸化形成的神经细胞内神经原纤维缠结（neurofibrillary tangles，NFT）以及 AD 相关基因突变等。在国内最新 AD 危险因素及预防策略的研究进展中,作者总结了其可干预的危险因素主要包括血压异常、糖尿病、血脂异常、睡眠障碍、金属离子代谢异常、抑郁症、教育缺乏及不良生活方式等。此外,还有颅脑外伤、病毒感染、雌激素水平异常、甲状腺功能紊乱、高同型半胱氨酸血症、听力丧失及精神障碍等因素。其不可干预的危险因素如 AD 家族史、APOEε4 基因、高龄、母亲生育年龄过低或过高、免疫系统异常等因素[49]。单纯依靠临床诊断 AD 具有一定的挑战性,尤其是在 AD 前驱阶段,患者仅具有微妙的认知症状,在痴呆期也是如此。虽然目前 PET 成像方法提供了体内淀粉样物质负荷的明确证据,但 AD 的许多组织病理学特征,如突触丢失、胶质增生、路易小体、神经元丢失、颗粒空泡变性和脑淀粉样血管病变,在患者生前很难量化[50]。因此,如何正确诊断 AD 仍然是一个亟待解决的难题。

（2）血管性痴呆（VD）：VD 是指由脑血管病（包括缺血性脑血管病、出血性脑血管病以及急性和慢性缺氧性脑血管病）引起的痴呆。对 VD 的研究表明,VD 是仅次于 AD 的第二大痴呆病因。VD 的发病率随年龄增加,与 AD 等其他疾病相比,VD 的认知变化更加多变,并且高度依赖受血管病理影响的特定神经基质。因为经常出现皮层下血管病变,阻断了额纹状体回路,所以主要表现为注意力、信息处理和执行功能障碍[51]。近年来的研究普遍认为脑动脉硬化导致的脑血流量下降是引起本病的主要因素。造成脑血流量下降有两种原因：一是脑动脉狭窄或闭塞导致脑组织灌流量的降低;二是脑组织功能的兴奋性降低,导致脑的代谢率降低和脑血流的下降。现公认诊断 VD 必须具备以下条件：①临床上必须有痴呆症状;②必须同时有患脑血管病的足够证据（包括病史、体格检查及放射影像学的证据）;③两者必须相互关联。目前,还没有针对血管性痴呆的正规治疗方法。由于疾病分类和诊断标准的不确定性,脑血管病理学和认知障碍之间关系的确切性质的争议,以及可识别的治疗靶点的缺乏,该专业的进展一直很困难。所以,其关键在于预防脑血管病。

(3) 路易体痴呆(DLB):DLB 是神经变性疾病,发病原因及发病机制不清。多为散发,虽然偶有家族性发病,但是没有明确的遗传倾向。流行病学数据显示,65 岁以上老年 DLB 的患病率为 3.6%~6.6%,占痴呆患者的 10%~20%。发生 DLB 的最大危险因素是高龄,大多数病例在 70~85 岁时出现临床症状。此外,男性患 DLB 的风险高于女性。最近的一项流行病学研究发现,近 70% 的DLB 诊断发生在男性[52]。DLB 的核心临床特征包括波动性认知障碍、视幻觉、帕金森症和快波睡眠行为障碍。DLB 的认知损害模式不同于 AD,因为短期记忆丧失不那么明显,但视觉空间、注意力和执行认知领域的缺陷更为明显[53]。DLB 是以路易小体为病理学特征的常见神经变性疾病。路易小体主要由不溶性 α-突触核蛋白异常聚集组成,主要沉积在神经元的细胞质中。路易小体的形成和积累会导致线粒体损伤和断裂,最终引发细胞凋亡等级联反应。有研究发现,路易小体沉积首先发生在第 9 和第 10 对脑神经网状系统,然后尾状扩散到脑干和边缘系统,向上进入新皮层。在第 1 和第 2 阶段,症状通常包括自主神经和嗅觉功能障碍;在第 3 和第 4 阶段,出现睡眠和运动障碍;在第 5 和第 6 阶段,主要是情绪和认知功能障碍[54]。目前,尚不清楚为什么突触核蛋白最初喜欢沉积在迷走神经、嗅神经和脑干核的神经元上,但在这些部位的路易体沉积导致病程早期出现非特异性症状。例如,嗅觉丧失(由嗅觉神经的神经元死亡引起)和便秘(由迷走神经的神经元死亡引起)。另一个早期症状是快波睡眠行为障碍。这是由于路易小体在下丘脑和网状激活系统中积聚所致。

(4) 额颞叶痴呆(FTD):FTD 是以局限性额叶/颞叶变性为特征的进行性非 AD 综合征。其以进行性精神行为异常、执行功能障碍、语言损害为主要表现,随着时间推移进展为更全面的痴呆,同时可合并其他运动障碍,是仅次于AD、DLB 的痴呆类型[55]。据估计,每年每十万人中有 1.61~4.1 例 FTD 患者。FTD 发病年龄为 40~80 岁,以 45~64 岁发病最为常见[56],男性和女性的患病率相当。FTD 为持续进展性病程,预后较差,患者的生存期常为 6.6~11.0 年,多死于肺部感染、泌尿系感染和褥疮等并发症。早期诊断和早期干预可显著改善 FTD 患者的生活质量和预后[57]。FTD 主要根据临床评估做出诊断,在采集病史时应注意询问特征性异常行为和语言障碍等早期症状。神经心理测试对诊断也可起到一定的辅助作用。神经影像学检查可以排除其他病变,并可提供支持性发现。其他实验室检查通常用于排除可能的、可逆转的、认知功能障碍的协同因素或者病因,目前,尚无确定的诊断 FTD 的生物标志物[58]。

(5) 帕金森病痴呆(PDD):帕金森病患者出现明显痴呆,称为 PDD。PDD 与年龄高度相关,年龄越大、越易发生痴呆,75 岁后诊断为帕金森病的患者更易发展为 PDD,其风险较 75 岁前诊断为帕金森病的患者约增加 4.8 倍[59]。PDD 典型表现为记忆减退、思维迟钝、情感改变、学习能力下降、视知觉障碍和语言不流利等。痴呆的病理学范围趋向于皮层下核团、边缘系统以及皮层,单纯黑质的病理学改变不足以发展为痴呆。最近有研究指出,主要的病理学改变趋向于在皮层和边缘结构的路易小体变性伴细胞和突触消失。临床病理上分为:①皮层下型;②AD 型;③路易体型。AD 型的病理改变通常与痴呆关系密切,但在帕金森病中并不常见。目前,PDD 的诊断标准主要是国际运动障碍学会(Movement Disorder Society,MDS)于 2007 年公布的 PDD 临床诊断标准[60]:必须满足英国帕金森病学会脑库的帕金森病临床诊断标准,帕金森病发病 1 年后出现痴呆,智能减退并影响日常生活。PDD 和 DLB 在病理学、临床、生物标志物方面有广泛的重叠,在学术界仍有争论。目前,仍然认为痴呆发生在帕金森综合征之前或两者同时发生的情况下应诊断为 DLB,痴呆发生在临床明确诊断的帕金森病 1 年后的情况下应诊断为 PDD[61]。

4. 痴呆的发病机制

自 AD 发现至今,有许多假说可以解释 AD 的发病机制,包括淀粉样蛋白级联反应、tau 蛋白过度磷酸化、神经递质和氧化应激。其中最常见的假说是淀粉样蛋白假说和 tau 蛋白假说。然而,针对这些机制的临床试验尚未发现治疗 AD 的有效方法。因而,科学家们开始关注新的发病机制。如,伽玛振荡、朊病毒传播和大脑血管收缩等。

(1)淀粉样蛋白假说:淀粉样蛋白假说最早是由 John Hardy 和 David Allsop 于 1991 年提出的。他们在 21 号染色体上的淀粉样前体蛋白(amyloid precursor protein,APP)基因中发现了一种致病性突变,并认为 β 淀粉样蛋白(Aβ)沉积、tau 磷酸化、NFT 形成和神经元死亡是 AD 的病理级联反应[62]。1987 年,APP 被首次克隆和测序,是由 695 个氨基酸残基和位于细胞表面的糖基化受体组成。APP 被多次蛋白水解切割,39～43 个残基组成了 Aβ[63]。Aβ 代谢失调的病理途径有 3 种:第一种是非淀粉样的病理学途径,产生对神经细胞具有营养和保护作用的产物。例如,C 末端片段(CTFα)、APPα 的可溶性胞外域(sAPPα)和其他较小的片段。第二种是淀粉样变性的病理学途径。其中,APP 被 β 分泌酶切割成 CTFβ,再被 γ 分泌酶切割成不同长度的 Aβ 肽,包括比 Aβ40 更易于聚集和形成斑块的 Aβ42,其具有更强的神经毒性。第三种是在生理条件下通过 η 分泌酶的替代加工途径。Aβ 以神经毒性淀粉样斑块的形式沉积在海马和基底节段中,吸收更多的 Aβ 形成不溶性聚集体,并诱发线粒体损伤和突触功能障碍[64,65]。同时,小胶质细胞和星形胶质细胞被激活并诱导相关的炎症反应和氧化。最终,神经元功能障碍和细胞凋亡发生,导致 AD。值得关注的是,可溶性 Aβ 寡聚物比纤维状 Aβ 具有更高的毒性,是导致 AD 一系列病理学变化的起始因素,除了引起对突触膜的氧化损伤,还能诱导 tau 蛋白的过度磷酸化[66](见图 1-2)。许多研究已经报道了 AD 患者的脑脊液中 Aβ 寡聚物的增加。一项试验分析了 120 例正常对照组患者、32 例 aMCI 患者和 90 例轻度 AD 患者的血浆[67],Aβ 寡聚物的增加可将轻度 AD 患者与对照组以及 aMCI 患者区分开来。因此,Aβ 寡聚物可能会成为新的 AD 诊断性生物标志物。

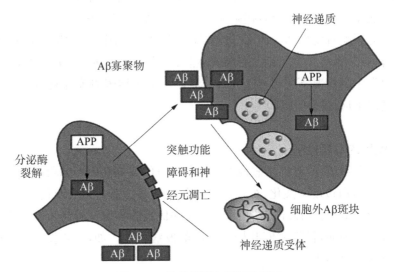

图 1-2　淀粉样蛋白假说示意图

　　(2) Tau 蛋白假说:tau 是一种可溶性蛋白,具有维持微管结构和细胞质转运,维持突触结构和功能以及调节神经元信号转导的作用。Tau 也是一种磷蛋白,其磷酸化和去磷酸化可能取决于蛋白激酶和蛋白磷酸酶活性的平衡,并受大脑发育的调节[68]。Tau 蛋白激酶 1 可以被 Aβ 激活,导致 tau 蛋白异常磷酸化并促进成对螺旋丝和 NFT 的形成(见图 1-3)。NFT 可减少突触的数量,产生神经毒性,并引起细胞功能障碍,而较小的可溶性 tau 可能比 NFT 有害,不仅有助于病理性 tau 的扩散,而且还可以影响神经变性和认知。另有实验进一步表明,tau 蛋白可以在氨基残基 Ser202、Thr205、Ser396 和 Ser404 上被过度磷酸化,而 tau 蛋白的过度磷酸化与 tau 蛋白的聚集程度和 AD 的病理学严重程度呈正相关,是 tau 蛋白而非 Aβ 蛋白决定了认知状态[69]。此外,tau 的乙酰化和截断抑制了其与微管结合的能力,可导致线粒体功能障碍和突触缺陷。总之,由于其复杂性,病理性 tau 蛋白的发病机制仍有待阐明。

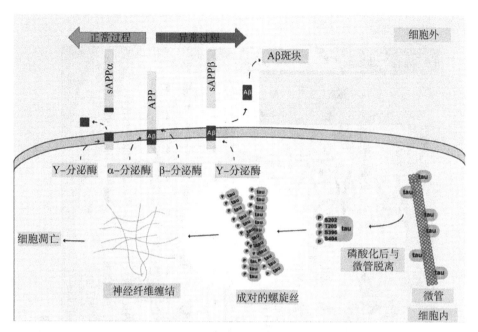

图 1-3 Tau 蛋白假说示意图

（3）炎症假说：炎性反应是 AD 出现认知和记忆障碍的重要机制。在脑损伤严重且有其他危险因素的情况下，急性神经保护性免疫反应无法控制神经炎症反应，慢性免疫反应会激活大脑以及周围系统中的先天性免疫细胞（例如，中性粒细胞、肥大细胞和一些祖细胞）和小胶质细胞。而先天性免疫细胞从外周血迁移到损伤部位，并进一步激活大脑中的神经胶质细胞和内皮细胞。细胞的过度激活会导致高水平神经炎性介质，炎症水平增高（如白细胞介素、肿瘤坏死因子和趋化因子等），进而引发慢性血脑屏障破损、外周细胞和内皮细胞变性、神经炎症和神经元死亡，最后以恶性方式致使大脑进一步继发性损伤，加重认知和记忆障碍。几种肥大细胞介质包括类胰蛋白酶和糜酶等在神经炎症的血脑屏障破坏中也起重要作用[70]。

此外，异常沉积的 Aβ 可能是 AD 中炎性反应的激发因子。Aβ 可使小胶质细胞及一系列促炎因子过度激活，出现氧化应激和神经炎症[71]。另有研究证实，Aβ 可以通过炎症复合物与小胶质细胞结合，破坏细胞，释放炎症诱导因子，并引起免疫反应[72]。同样，Aβ 刺激的星形胶质细胞可以分泌急性期反应物。例如，C 反应蛋白和 α1-抗胰凝乳蛋白酶等可以使 AD 游离或加重。此外，小胶质细胞还可与活化的星形胶质细胞相互作用，促进 Aβ 沉积，进而形成正反馈环路，导致脑细胞的不可逆损伤（见图 1-4）。

（4）胆碱能假说：胆碱能假说由 Peter Davies 和 AJF Maloney 于 1976 年提

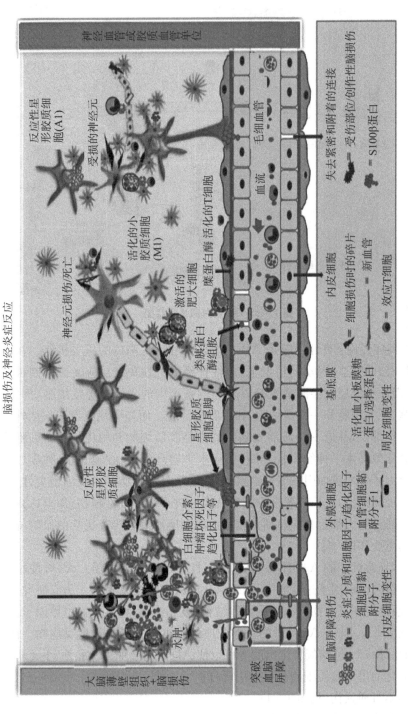

图 1-4 炎症假说示意图

出,胆碱能系统在维持脑网络完整性方面的确发挥着重要作用,但由于当前胆碱能药物疗效有限,人们对胆碱能假说的兴趣已大幅降低。但最近神经影像学的进展表明胆碱能假说正从胆碱能丧失对记忆影响的主要焦点向更复杂的与 AD 和 DLB 中其他神经退化相互作用的系统演变。胆碱能系统在退化的同时也能适应神经退行性损伤,这对功能恢复有一定的意义[73]。一项尸检研究表明,MCI 患者海马胆碱能可塑性明显增强,海马胆碱乙酰转移酶活性显著升高,这可能是内嗅皮层输入对逐渐丢失神经的一种代偿性反应[74]。胆碱能信号可能在痴呆的非胆碱能病理的情况下,如 DLB 或 AD 中的其他蛋白病变,使一种代偿作用得以保留认知功能(见图 1-5)。因此,保持上调的代偿胆碱能脑区完整可能提供了新的治疗策略。

痴呆的生物学层面:胆碱能效应

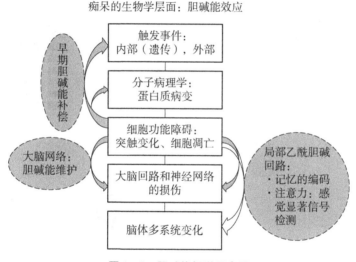

图 1-5 胆碱能假说示意图

(5) 遗传基因:AD 可以是晚期(late-onset Alzheimer disease,LOAD)和散发(sporadic Alzheimer disease,SAD)或早期(early onset Alzheimer disease,EOAD)和家族性(familial Alzheimer disease,FFAD)。SAD 的病因复杂,涉及遗传、环境、代谢、病毒和其他因素。据估计,遗传导致的 AD 风险约为 70%。FAD 主要与 APP、早老素 1(presenilin 1,PS1)和早老素 2(presenilin 2,PS2)基因突变有关。PS1 和 PS2 突变会影响 $A\beta_{1-42}$ 的浓度,因为 PS1 形成了 γ 分泌酶的一部分,后者会裂解 APP 产生 Aβ[75]。分拣蛋白相关受体 1(sortilin-velated receptor 1,SORL1)也被认为是晚发性 AD 的一个重要遗传原因,可减少 APP 与 β 分泌酶之间的相互作用[76]。

此外,已经确定了几个 AD 的潜在风险基因。最强大的风险基因是 APOE。

据统计,40%的 EOAD 和 80%的 LOAD 与 APOE 相关[68]。APOE4 在干细胞源性神经元中的内源性表达可促进磷酸化 tau 的释放,并使神经元易受损伤和钙失调。APOE 可能也影响 Aβ 清除率[77]。此外,线粒体外膜转位酶 T 酶 40(the translocase of the mitochondrial outer membrane 40,TOMM4)是外线粒体膜 40 同系物的转位酶,与 APOE 位于同一条染色体上,与 APP 相互作用,并与晚发性 AD 的发病年龄相关[78]。葡萄糖合酶激酶 3β(glycogen synthase kinase-3β,GSK3β)可使 tau 磷酸化,导致缠结形成。APP 裂解产物及 PS 复合物可以激活 GSK3β,导致 tau 磷酸化增加[79](见图 1-6)。总之,许多候选风险基因已被识别,但尚未被研究证实,或许并不能显著地帮助预测 AD 的风险,但是它们可能在鉴定涉及该疾病的途径和潜在的药物靶标方面具有重要作用。

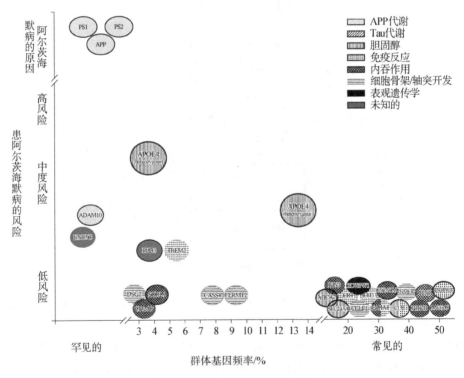

图 1-6　阿尔茨海默病风险基因

已知影响 APP 代谢的基因用深色圈出,影响 tau 途径的基因用浅色圈出。内部图案提供了有关基因具有什么功能的更多信息。当有两种图案时,该基因可能在两种不同的生物途径中具有功能性作用。许多基因与 APP 加工或交通堵塞有关,这表明 APP 代谢在 AD 中的重要性。

(6)其他新的机制:基于以上机制,目前开发出的药物的疗效有限,只能缓解症状,不能延缓 AD 的进展,因而新机制的研究被寄予了很大的厚望。首先,有研究发现伽玛振荡通过兴奋性和抑制性神经元的局部电路激活引起脑波的节律性波动,可在20~50 Hz处发生共振,并与许多高级认知功能相关。其中γ振荡的重新激活可能在AD的认知功能中起保护作用[80](见图1-7)。另有研究发现,海马损伤是AD中最早出现并影响认知功能的损伤之一,海马中下丘脑生长激素释放肽受体1α(growth hormone secretion peptide receptor 1α,GHSR1α)信号在保护突触生理和记忆维持中发挥不可替代的作用,而GHSR1α信号与Aβ结合,可导致GHSR1α和生长激素促分泌素受体1α(GHSR1α)/多巴胺受体D1(DRD1)异二聚化的激活减少,出现海马突触应激和记忆力减退[81](见图1-8)。此外,Aβ还被发现可压迫脑毛细血管。一项研究表明AD患者的大脑中,Aβ沉积使大脑的血管缩小了8.1%,减少了能源供应,导致血流量减少50%[82](见图1-9)。由于Aβ沉积与AD的因果关系尚不明确,还有许多研究者从其他角度探讨AD的病理学机制,如Aβ参与朊病毒在大脑中的传播等。诸如此类的新兴研究,为AD的早期干预提供了新颖的治疗方法,使预防和早期治疗AD成为可能。

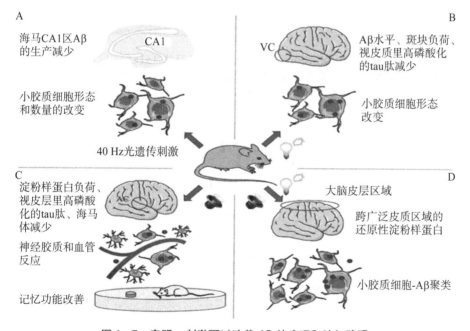

图1-7 表明γ刺激可以改善AD的病理和认知障碍

A:与对照组相比,光遗传刺激诱导的γ减少了CA1中Aβ的产生,增加了小胶质细胞的数量和细胞体直径,并且减少了小胶质细胞的形成时间,表明小胶质细胞处于吞噬状态。在细胞体内与Aβ共存的小胶质细胞百分比增加,表明伽玛射线刺激触发小胶质细胞增加Aβ摄取。B:受外环境刺激下的伽玛降低了视觉皮层中的Aβ水平和斑块负荷。小胶质细胞的变化类似于A,不同之处在于数量不变。C:在模型小鼠中,40 Hz的听觉刺激可改善记忆性能,并减少Aβ负荷和tau磷酸化。与A相似,小胶质细胞的变化和星形胶质细胞的数量增加。此外,血管直径有所增加。D:听觉和视觉刺激相结合诱导小胶质细胞聚集表型反应,并减少整个皮层区域的Aβ负荷

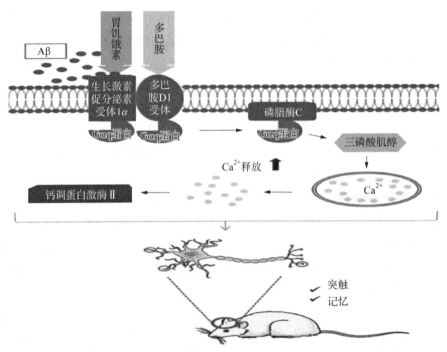

图 1-8　AD 患者海马中 Aβ 调节生长激素促分泌素受体 1α(GHSR1α)/多巴胺受体 D1 (DRD1)相互作用的途径。Aβ 直接与 GHSR1α 结合,抑制 GHSR1α 的活化,并阻止 GHSR1α/ DRD1 异源二聚化,从而导致突触可塑性破坏和记忆丧失

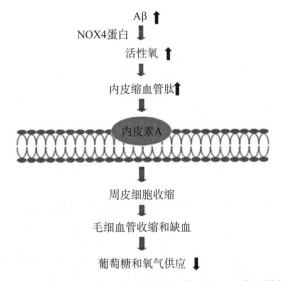

图 1-9　调节大脑毛细血管周围周皮细胞收缩过程的途径。β 淀粉样蛋白的沉积可通过 NOX4 蛋白产生活性氧,引起内皮素-1 的释放。内皮素-1 可以激活内皮缩血管肽,进而导致 Ca²⁺ 的释放,引起周皮细胞和大脑毛细血管的收缩,从而致使脑组织葡萄糖和氧气供应减少

5. 痴呆的临床表现

认知功能障碍是痴呆的主要特征。多数痴呆起病隐匿，呈慢性进行性发展，累及一个或多个认知域，最终出现全面的认知衰退。认知功能障碍的表现具有异质性，因累及的认知域类型及严重程度而异。主要包括执行功能障碍、记忆障碍、视空间功能障碍、定向力障碍、注意力与计算力丧失、语言能力障碍。

（1）认知功能障碍：AD 以执行功能障碍和记忆障碍为典型症状，伴其他认知域障碍，以记忆功能障碍首发，主要表现为早期间歇性记忆障碍，逐渐累及工作记忆，患者往往忘记家人姓名，甚至说不出自己的姓名、年龄及是否结婚等，有时因记忆障碍而发生错构或虚构。

VD 的认知变化较 AD 更大，并且高度依赖血管病理学影响的特殊神经底物。由于皮层下血管病变频繁出现，因此中断了前额叶皮层回路，注意力、信息处理和执行功能方面的障碍为主要缺陷[83]。

PDD 以执行功能、视空间、注意力、语言功能和记忆功能障碍为主要表现，执行功能和记忆功能障碍最早出现且最突出，两者发生率相似。也有研究显示，执行功能障碍发生率高于记忆障碍[84,85]。执行功能障碍的表现包括定势切换、规划、顺序、时间次序和工作记忆、抑制、冲突解决、双重或多重任务决策能力下降。另外，一些运动症状诸如冻结步态、姿势平衡障碍，甚至抑郁、淡漠、幻觉等精神行为异常都可以影响执行功能。PDD 患者语言学习困难，与 AD 相比，其再认保持良好，给予提示有助回忆，甚至能说出细节，但信息提取与编码能力较差[86,87]。注意力障碍也是 PDD 患者特征性的表现。注意力的波动、减退，表现为指向和集中相关信息的能力下降，注意力和工作记忆与纹状体中多巴胺的消耗高度相关。PDD 患者顶枕叶病变导致视觉辨别力、物体形态辨别力及辨距不良等能力下降。语言障碍表现为语速缓慢、语量减少及音韵障碍，情感表达差及言语流畅性下降，也可以有阅读理解障碍，一般没有失语[88]。PDD 患者执行功能、视空间功能障碍较 AD 患者严重，但词语记忆力、视觉记忆力和言语功能障碍较 AD 患者轻微。这些差异在认知功能障碍早期或中期相对明显，至疾病晚期则难以区分。

DLB 是引起痴呆的第二大常见病因。早期与其他痴呆有相似表现，较难鉴别，易被忽视。晚期痴呆时以波动性认知障碍为核心特征，最新诊断标准将其波动定义为认知能力或日常功能的缺陷，与正常或接近正常功能的时期交替出现[89]，以注意力和警觉性的波动变化首发。认知障碍波动往往没有严格的昼夜节律，且周期不固定[90]。与 AD、PPD 相比，DLB 患者的注意力、视空间和执行功能受损更为显著，且其注意力最易受波动影响。

FTD 的典型表现为人格和社会行为进行性改变，或以进行性失语为特征。

患者早期以人格和情感改变为主要症状,表现为情绪反应、人际交往和执行功能的逐步下降,与额颞萎缩有关。逐渐出现显著的语言障碍,突出表现为逐渐加重的语言产生、命名、语句组织或词语理解障碍。除了语言相关的功能障碍外,其他认知域症状不明显,通常不会影响其他日常生活功能。随着疾病进展,出现其他认知功能受损,尤其是执行功能、解决问题、判断、注意、组织和计划能力,而记忆力以及视空间功能保留较好。随着病程延长,患者社会意识逐渐丧失,出现违反社会规范、不合时宜的冒犯性言论和行为,在不合适的地方大小便,而无明显顾虑,甚至可能做出反社会等犯罪行为。患者常有注意力涣散且不连贯,可出现执拗行为[91]。

（2）NPS：NPS是AD的核心症状,最常见的有情感障碍、思维障碍、动作行为障碍、睡眠障碍等,其程度在病程中呈指数级加重。情感障碍主要包括抑郁、焦虑和冷漠。抑郁在痴呆之前就已经出现,可加速认知功能的衰退。思维障碍包括妄想。发生妄想时通常提示预后较差,注意力、记忆力和视空间功能障碍都会导致妄想的发生。冷漠表现为主动性和动机降低,通常分为缺乏主动性、缺乏兴趣和情绪低落。睡眠障碍见于睡眠呼吸障碍、睡眠周期紊乱与"日落综合征"。睡眠呼吸障碍常表现为睡眠呼吸暂停和低通气,夜间频繁觉醒,快速动眼睡眠时长减少,而导致夜间失眠、白天困乏、嗜睡,从而加重睡眠紊乱[92]。此外,AD患者可有攻击性,包括言语攻击和行为攻击,晚期可出现帕金森病症状。AD和VD之间在神经精神特征上有很大的重叠,某些症状特别是抑郁和冷漠尤为突出,较AD患者更显著。幻觉和妄想的频率较低[83]。

PDD最常见的是幻觉、冷漠、抑郁、焦虑和失眠。幻觉,主要是视觉幻觉,是PDD中最常见的精神病症状之一,常表现为看到形态良好的人或动物形象,症状较AD轻,较DLB显著。幻觉可能也是一种药物治疗的不良反应。PDD患者中的重度抑郁症发生率更高,比AD患者更常见。常出现冷漠,可能与皮层下认知功能减退有关,白天嗜睡可能与经常使用多巴胺激动剂和左旋多巴有关[93]。

FTD以进行性人格和行为改变最为常见。人格改变可表现为情感淡漠伴社交退缩、自发性丧失、意志缺失,可被误诊为抑郁症。有些患者会出现脱抑制和冲动行为,缺乏自知力,无法察觉自己的行为缺陷,包括出现刻板行为或仪式化行为,如坚持吃相同的食物,或反复使用某一"标语"式语句、计数和踱步。常常暴食或进食非食物。

PPD患者的情感迟钝且缺乏同理心,表现为更加以自我为中心,不关心家人和朋友,精神僵化,常常不知变通地坚持惯例,同样也无法适应新环境或无法理解他人的观点。疾病后期,患者因为运动障碍、进食障碍、二便障碍等,常出现跌倒、骨折、吸入性肺炎、泌尿系感染、营养不良、褥疮等并发症[91]。

DLB 与其他类型痴呆相比,觉醒障碍可表现为间歇性或普遍性的嗜睡(尽管前一天晚上有足够的睡眠),白天睡眠过多。醒来时出现的暂时性混乱,通常由于刺激环境或睡眠不足而加剧。帕金森症状、视觉幻觉、嗅觉功能障碍、便秘、唾液增多和快速眼动睡眠障碍的发生较 AD 更为常见[90]。

(3) ADL:一般在 MCI 阶段,ADL 相对完好,或有轻微损害,而在痴呆阶段,随着认知障碍加重,患者的 ADL 损害越来越严重,如不能完成进餐任务,不会穿衣,洗澡,衣着邋遢。另外,ADL 降低与 NPS 的存在也密切相关。日常生活活动涉及制定复杂的计划,而这种行为依赖于调解执行功能的额叶皮层结构的支配。NPS 也由额叶大脑皮层介导,NPS 与日常生活活动障碍之间的高度相关性可能反映了这种共同的病理变化[94]。因此,NPS 的出现可引起或加重 ADL 受损,如幻觉和妄想。ADL 的丧失,最终为患者及其家庭带来沉重负担。

第二节 认知障碍的相关影响因素

随着人口老龄化的加剧,与年龄相关的认知障碍疾病引起了人们的广泛关注。据估计,2015 年,全球有 4 700 万人患有痴呆,到 2050 年这一数字预计将增加 2 倍[95]。迄今为止,临床试验中没有一种药物能有效地改变痴呆的病程。因此,降低痴呆的患病风险就显得尤为重要。全面地总结认知障碍的相关影响因素,可以为今后早期识别风险因素和制定降低风险的预防策略提供一些参考。

一、可干预的影响因素

基于对认知障碍相关证据的全面系统回顾发现,尽管其中一些影响因素目前仍存在争议,但是多达 1/3 的痴呆可能归因于以下因素[96]。因此,通过干预这些影响因素来预防认知障碍显得尤为重要。

1. 心血管影响因素

(1) 糖尿病:Meta 分析显示[97],与无糖尿病的 MCI 患者相比,合并糖尿病的 MCI 患者更容易进展为痴呆。已有研究表明,糖尿病可能通过直接影响 Aβ 蛋白在大脑中的积聚而增加风险,因为高胰岛素血症通过竞争胰岛素降解酶而扰乱大脑 Aβ 蛋白的清除[98]。相反,其他研究表明,糖尿病可能会增加脑血管疾病的风险,但不会增加痴呆的风险[99]。总体而言,糖尿病和痴呆之间的关联性似乎很强,但目前尚无统一的定论。

（2）高血压：高血压和认知障碍之间的关联是复杂的并且与年龄相关。Wu 等[100]的研究显示，高血压是 MCI 的影响因素之一。然而，关于高血压与认知能力下降之间可能的因果关系仍存在争论，因为也有越来越多的证据表明，高血压可能是对大脑低灌注的保护性反应，这在 AD 发病前 10 年就很明显了[101,102]。高血压与认知障碍之间的关系，目前仍需高质量的随机对照研究来解释两者之间的相关机制。

（3）肥胖：研究显示[103]，体重与认知能力之间呈 U 型关系。低体重和高体重均与认知障碍和痴呆的风险增加有关，这种关联也可能与年龄相关。中年肥胖（包括体重指数和中心性肥胖）是随后认知功能损害的风险因素。然而，晚年的肥胖似乎为认知功能下降提供了一定程度的保护作用。一些研究表明[104]，与正常体重的人相比，肥胖者的认知功能下降速度更慢。但目前关于维持认知功能的最佳体重及其两者之间的生物学机制尚不清楚，未来仍需进一步的研究来揭示。

2. 生活方式因素

（1）营养与饮食：*Lancet Neurol* 的研究表明[105]，营养是一个重要的生活方式因素，可以改变未来患认知障碍和痴呆的风险。另外，由于 B 族维生素在同型半胱氨酸代谢中的作用以及同型半胱氨酸浓度与认知能力下降之间的关联，多项研究探究了 B 族维生素对认知功能的潜在影响[106]。从这些研究中可以发现，除非根据患者维生素 B 的具体情况、代谢情况和遗传易感性进行定性的分析，从而对维生素 B 进行干预，否则不可能成功地预防认知能力下降和脑萎缩。一项 Meta 分析发现[107]，对地中海饮食的高依从性与认知障碍风险下降有关；而另一项研究却发现[108]，与习惯饮食（对照饮食）相比，地中海饮食对认知功能没有任何有益的影响。因此，目前关于饮食和认知之间的关系尚存在分歧，有待进一步的研究来论证。

（2）吸烟与饮酒：多项研究表明，吸烟会增加认知能力下降和痴呆的风险，而戒烟可将相关风险降低到与未吸烟者相当的水平[109-111]。一项大型多种族人群的超过 20 年随访的研究发现[112]，中年大量吸烟会使晚年患痴呆的风险增加 1 倍。吸烟可能通过几种机制增加 AD 的风险，主要与氧化应激和炎症反应有关[113]。有研究表明[114]，老年人少量或适度饮酒可能会降低认知功能下降和痴呆的风险。然而，证据还不足以表明那些不喝酒的人应该开始喝酒，特别是考虑到过度饮酒的潜在负面影响，比如老年人跌倒的风险增加。另外，英国的一项研究发现[115]，即使适度饮酒，也与包括海马萎缩在内的不良脑部结果相关。因此，关于饮酒与认知障碍风险之间的关系尚存在争议，仍需进一步研究证明。

（3）体力活动：体力活动与降低认知障碍的风险有关[116]。随机对照试验结果也显示[117]，体力活动可以改善老年人的认知功能，并且活动量比活动类型更重要。体力活动可以直接通过增加血流量来减缓认知衰退，也可以通过减少其他危险因素（即心血管疾病、肥胖和糖尿病）间接减缓认知衰退[118]。然而，到目前为止，活动的最佳持续时间、运动的类型和强度，以及在人的整个生命周期中应该在什么时间段进行锻炼才能最大限度地发挥潜在的保护作用等均未确定。

（4）精神和社会活动：认知、社会和智力活动与高等教育和职业成就相结合，已被证明可以通过增加认知储备来减缓认知衰退和降低痴呆的发病风险[119]。那些拥有更多社会资源的人可能会受到更多的认知刺激，因为他们的社会网络更丰富。一项长达 30 年的关于社会资源与认知功能的研究表明[120]，结婚、不独居和减少孤独感对认知有益。Brown 等[121]综合分析了 4 个不同的纵向研究发现，社会活动对认知功能没有影响。目前，这方面的大多数研究规模都很小，社会参与的类型差异也较大，而且大多与认知训练和（或）体力活动相结合。因此，很难单独得出社会活动的益处。

（5）睡眠：一些队列和观察性研究将睡眠障碍（例如，失眠和睡眠呼吸暂停）与认知能力下降的风险增加联系在一起[122-125]，并且研究进一步表明，对睡眠期间发生的呼吸障碍进行治疗，特别是采用持续气道正压通气，可能会降低认知能力下降的风险[124]。然而，个人睡眠问题的确切性质或持续时间如何与风险增加相关尚不清楚，也不清楚睡眠障碍是痴呆的原因还是相关的先兆。新的研究将睡眠功能障碍与脑淀粉样蛋白联系起来，强化了睡眠功能障碍与痴呆之间的潜在因果关系，显示淀粉样蛋白是一种潜在的介质。尽管这些发现，但干预睡眠功能障碍是否会影响认知功能目前仍不清楚。

（6）抑郁：研究表明，抑郁症病史会增加患痴呆的风险[126]。虽然一项队列研究发现抑郁症状与认知能力下降独立相关[127]，但抑郁是否会增加个体的患病风险，是否与痴呆相关的大脑变化的早期标志物有关仍然存在疑问。此外，抑郁症的治疗对随后的认知功能的影响也还不是很清楚。

二、不可干预的影响因素

1. 年龄

年龄是 MCI 的重要影响因素。多数研究表明，随着年龄增加，MCI 的患病率逐渐升高[128]。一项系统评价发现[129]，75～80 岁时 MCI 的患病率最低。但是也有研究显示[130]，≥85 岁的老年人患病率与低龄人持平或稍下降。因此，关于年龄与 MCI 之间的具体关系仍待进一步的研究来证明。

2. 性别

多数研究显示,女性的 MCI 患病率更高[131],但也有研究得出相反的结果,即男性比女性的患病率高[132]。Ganguli 等[133]的纵向研究却发现,不同性别的 MCI 患病率无差异。关于性别与 MCI 之间关系研究的差异,可能是因为种族的差异,因为国内的研究多数显示女性患病率较高,但是美国的研究多显示男性患病率高于女性。

3. 易感基因

研究表明,痴呆生物标志物水平异常的人比正常人表现出纵向认知衰退[134],这表明他们进展为认知障碍进而罹患痴呆的风险增加。β-淀粉样蛋白被认为是痴呆进展过程中必要但不充分的一步[135]。显性遗传性阿尔茨海默病网络(the Dominantly Inherited Alzheimer Network,DIAN)是常染色体显性遗传性 AD 高危个体的国际登记站[136],旨在了解一种由 PS1、PS2 或 APP 基因突变引起的罕见形式的以遗传为主的 AD。但是,目前相关的研究尚没有定论,有待进一步的观察。

三、疾病相关影响因素

1. 听力损失

一项系统综述分析了多项关于听力损失与认知减退或痴呆的研究,结果表明[137],听力损失与老年人认知减退或痴呆的发病风险更高有关;然而,不同研究在听力损失和认知方面的评估存在很大的差异。一项 Meta 分析结果发现[138],听力损失与研究的所有认知领域都显示出显著的相关性,与认知障碍和痴呆也显著相关。与年龄相关的听力损失和 AD 相关的生物标志物是否可能出现在痴呆的临床发作之前目前尚不清楚,另外,年龄相关的听力损失和晚年认知减退之间是否为因果关系也有待确定。因此,仍需继续研究可能的机制联系,包括更复杂的脑成像模式。

2. 创伤性脑损伤

研究表明[139],创伤性脑损伤会增加患痴呆的风险。而那些头部反复受伤的人(如拳击手、足球运动员和退伍军人)可能面临更高的风险[140,141]。但是目前还不清楚中、重度创伤性脑损伤的哪个具体方面(力量、重复性等)导致大脑功能紊乱。

3. 慢性疼痛

研究发现，疼痛的强度与认知障碍的程度呈正相关[142]；但是也有研究显示，疼痛的强度与痴呆的发生没有关系[143]。关于慢性疼痛和认知障碍之间的关系其机制仍不明确，仍有待高质量的研究来确认。

综上，关于认知障碍的相关影响因素还有许多不确定性，仍需要进行更多的有关降低风险、预防和脑部健康的研究，包括基于人群的纵向研究和针对可干预危险因素的特定干预措施开展有效性的随机对照试验，以获得更多的证据，从而制定更有效的预防策略。

第三节 认知障碍防治的意义和价值

一、认知障碍的预防

目前，中国面临着人口老龄化的严峻挑战。研究表明，截至 2019 年，中国已有 1.645 亿 65 岁以上的中国公民，其中 80 岁以上的老年人有 2 600 万。预计到 2050 年，中国 65 岁以上的人口为 3.65 亿，占全国总人口的 26.1%。老龄化是大多数慢性病的主要驱动力，特别是 AD[1]。为了实现"健康老龄化社会"的目标，我国出台的《健康中国行动（2019—2030 年）》提出要实施"老年健康促进行动"，达到"2022 年和 2030 年，65 岁～74 岁老年人失能发生率有所下降；65 岁及以上人群老年期痴呆患病率增速下降"等行动目标。这意味着我国已经将越来越严峻的老年认知障碍问题提上了健康中国行动议程。目前，痴呆逐渐成为一种老年人流行病，给社会和家庭带来了沉重的经济和医疗负担。但截至目前，针对痴呆还没有出现能够将其完全治愈的医疗技术。虽然有关治疗认知障碍的临床试验结果并不令人满意，但是某些关于认知障碍危险因素的明确流行病学证据已经陆续被发现，这有助于实施初级预防措施。此外，在不可逆转的神经功能障碍发生之前，早期发现、诊断和治疗认知障碍对于提升老年群体的生活质量以及减轻家庭压力意义重大。

1. 一级预防（控制危险因素）

一级预防亦称为病因预防，是指在疾病尚未发生时针对致病因素（或危险因素）采取措施，这也是预防疾病和消灭疾病的根本措施。例如，在 AD 的危险因素中，有些因素是不可改变的，如 AD 家族史、高龄、母亲生育年龄过低或过高等。但有些是可以干预的,在已知 AD 可改变的危险因素中涵盖了血压异常、糖尿病、血脂异常、睡眠障碍、金属离子代谢异常、抑郁症、教育缺乏和不健康的生活方式等。此外,AD 还与颅脑外伤、病毒感染、雌激素水平异常、甲状腺功能紊乱、听力丧失、精神障碍有关[2]。一级预防是最积极且最有效的预防措施。其中,健康的生活方式是一级预防的核心。相关研究结果表明,在没有认知障碍或痴呆的老年人中,不健康的生活方式与痴呆风险增加显著相关。在遗传风险较高的参与者中,健康的生活方式与较低的痴呆风险相关[3]。因此,在日常生活中加强对生活方式的管理是预防老年人认知障碍发生发展的一种较为有效的手段。已经报告了几种饮食和生活方式因素与认知障碍风险降低相关,这些保护性因素包括足够的叶酸摄入量、低饱和脂肪摄入量、水果和蔬菜摄入、地中海饮食、适量酒精摄入或不饮酒、高等教育程度、更高的身体活动水平等[4]。2017 年,在《柳叶刀》杂志上发表的一篇关于预防痴呆的文章建议,对风险因素的干预,包括更高的教育水平、体育锻炼、保持社会参与度、减少吸烟、听力损失、抑郁、糖尿病和肥胖的管理将延迟或预防 1/3 的痴呆病例[5]。由于认知障碍复杂的发病机制,起病隐匿,病程长,不宜与正常衰老相鉴别,很多患者就医时已到病程中晚期。调查显示,有半数以上痴呆患者的亲属认为,老年性痴呆只是自然衰老的结果,而不认为它是一种疾病,特别是在痴呆发病率很高的农村,接受治疗和干预的患者很少。因此,采取早期预防是世界公认的延缓老年性痴呆发病的有力措施。

认知训练、社交和智力活动以及高等教育和职业活动已被证明可以通过增加认知储备(大脑抵抗神经病理损伤的能力)来降低认知能力下降和痴呆的风险[119]。也有大型流行病学研究表明,年龄特异性痴呆的发病率正在下降,这可能是由于更好地控制心血管危险因素所致[144]。例如,欧洲目前正在进行几项侧重于初级预防痴呆的干预研究,其目的是减少痴呆发病率。其中芬兰预防认知障碍和残疾老年干预研究旨在研究多领域干预是否能预防老年人研究认知功能下降[145]。这项大型的、长期的随机对照试验的结果表明,饮食、运动、认知训练、社交活动和血管风险监测等多领域干预可以改善或维持老年痴呆风险人群(60~77 岁)的认知功能[146]。在美国一项关于健康老年人认知训练的最大的随机对照实验中[147],经过 10 年的跟踪调查,研究人员发现那些接受过认知训练干预的受试者在日常生活活动中表现出较少的认知功能下降,而那些接受过推理和处理速度等认知训练的受试者在目标能力方面也有更好的表现[148]。一级预防的关键在于控制引起认知障碍的危险因素,以可改变的疾病危险因素为重点进行干预,这样的预防策略正在成为一种重要的疾病防治策略。

2. 二级预防（识别无症状高危个体）

二级预防又称为临床前期预防（或症候前期预防），即在疾病的临床前期做好早期发现、早期诊断、早期治疗的"三早"预防措施。二级预防是通过早期发现、早期诊断而进行早期适当的治疗，来防止或延缓疾病临床前期或临床初期的进展，能使疾病在早期就被发现和治疗，避免或减少并发症、后遗症和残疾的发生。二级预防主要通过开展疾病筛检，或进行某些特殊体检等方法早期发现病例。医院和社区相关医疗护理人员应提高认知功能障碍的诊断、干预与综合治疗能力，将认知障碍的预防理念深入人心，使其能成为"可防可治"的疾病。具体措施包括指导特定人群的家庭成员及相关人员掌握痴呆的常见早期症状，讲解痴呆的预防知识，指导特定人群定期进行精神状态及认知状况的自我评定，力争做到痴呆的早发现。同时，还应该对检查发现的可疑患者做好其本人和家属工作，督促其及时到专科医疗机构进行检查，做到早诊断和早治疗。此外，医疗护理人员或社区预防保健人员应定期进行家庭访问，提供相应的咨询服务和健康指导。对于痴呆早期的筛查，应提高人群早期识别痴呆的能力，使可疑痴呆患者能够及时就医，从而使其认知功能得到保持或延缓痴呆的进展。有研究表明，AD 疾病发展的过程极其漫长，存在长达 15～20 年的临床前期，该期患者脑内已经出现特异性病理改变，但是无临床症状，随着疾病进展最终出现认知功能损害等临床表现[12]。这一临床前期正是我们需要抓住的关键治疗时间窗。目前，临床关于 AD 的新的共识诊断标准建议可使用在临床认知衰退前改变的生物标志物（即脑内淀粉样蛋白沉积）来识别高危个体，其也是识别无症状高危个体的关键[149]。在中国 AD 预防指南[14]中，研究人员推荐的 I 级证据也表明基于临床前阶段或已经发生 MCI 人群的早期诊断及早期干预的二级预防，可以避免或延缓AD 相关的病理学改变，降低 AD 的发病风险。

二、认知障碍预防的意义与价值

1. 对患者本人的意义与价值

认知障碍的发生给患者本人带来了极大的痛苦，患者常常因为自己的头脑糊涂、记忆力减退等身心不适而十分苦恼，甚至悲伤抑郁，失去生活的信心，所以认知障碍的预防就显得尤为重要。绝大多数老年痴呆患者在认知功能减退的同时都会伴随心理症状。一项探讨早期老年痴呆患者心理行为症状的临床特点、治疗方法及效果的研究发现，早期老年痴呆患者的行为和心理症状（behavioral and psychogical symptoms of dementia，BPSD）分级一般较轻，BPSD 的定义为"痴呆患者经常出现知觉、思维内容、心境或行为等的紊乱症状"。采用综合的干预措施对痴呆患者进行治疗是首选,针对痴呆的可改变的危险因素对患者实施针对性综合干预治疗措施(包括环境干预、营养干预、生活习惯干预、心理干预和行为干预),对轻度 BPSD 的治疗取得了较好的效果[150]。因此,及早予以综合干预措施治疗可以有效缓解痴呆症状,降低患者出现心理及行为症状的风险,在不同程度上提高了患者的生活质量。徐永能[16]发现通过对老年性痴呆患者采取益智训练、日常生活能力训练,可以改善或保持大部分患者的认知水平,提高生活自理能力,应对生活中的压力、增强自信心,消除其焦虑及烦躁的心境。在国外一项随机临床试验中发现,生活方式干预可以防止 MCI 患者的认知功能下降,而个性化多领域干预不仅可以改善 AD 患者的认知功能,还可以降低心血管风险评分[151]。因此,认知功能障碍的预防对患者自身来说有很大益处,在改善认知功能的同时,还提高了患者的生活质量。

2. 对照顾者的意义与价值

1995 年,Anderson 将照顾者定义为:与患者一起生活并承担起绝大部分照顾患者工作的人。照顾者包括正式照顾者和非正式照顾者,前者主要指工作于医疗、养老院的护理人员,后者主要指家庭照顾者,可以是家庭成员(包括配偶、儿女及其配偶)、生活伴侣、亲戚或朋友等[152]。认知障碍一般呈进行性发展,患者的生活自理能力越来越差,并发症增多,同时伴有精神和行为障碍,照顾者不但要承担繁重的体力劳动,还要应付患者的一些异常行为后果,因此照顾者自身的生活质量也受到严重影响,同时也会间接影响到他们对患者的照护质量。在中国,痴呆患者可利用的诸如居委会、社区、志愿者等社会资源较少,有痴呆患者的家庭基本上都选择依靠家庭成员来照顾痴呆患者。一项评估上海老年痴呆照护者负担及容忍度的研究发现,近 60% 的照护者感到有精神压力,近 40% 的照护者认为精神压力对自身健康造成了不良影响,但是照护者对患者的各种非适应性行为能报以容忍态度[153]。在一项对老年痴呆照顾者的调查中,研究人员发现在家庭照顾者中约 70.79% 为单独照顾患者,照顾时间≥11 h 的人群约为66.29%[154]。由于老年痴呆患者生活无法自理,伴有肢体及意识的障碍,照顾者忙于痴呆患者的日常照料及看护,往往缺乏自由支配的时间[155],外出活动的机会明显减少,社交范围狭小,不能参加正常的文体活动,没有足够的休息及外出的机会,与他人的沟通也越来越少,得到的信息量减少,导致焦虑感日益增强。在照顾者的焦虑调查中,轻度焦虑占 31.45%,中度焦虑占 55.06%,重度焦虑占13.49%[21]。由此可见,认知障碍对照顾者的身体和精神都带来了巨大考验。对认知障碍患者的一级预防和二级预防措施能不同程度地减轻或延缓认知障碍患者的病情,从而减轻家庭照顾者在生活和经济上的困难和负担,也能缓解照顾者的心理压力。

3. 对社会的意义与价值

"健康中国行动"老年健康促进行动新闻发布会发布,中国完全失能和部分失能老年人约 4 000 万/年,老年痴呆患者约 900 万。预计到 2050 年,老年痴呆患者将会超过 4 000 万。很多老年痴呆患者到后期已经无法自我管控,最终成为失能老人[156]。所以如何通过合理的照护,提升高龄人群的生活质量就显得格外重要。目前,主要通过两种途径提升高龄人群的生活质量。第一种是扶持养老院接纳失能老人,例如江西省印发《江西省养老服务体系建设发展三年行动计划(2019—2021 年)》,提出完善民办养老机构奖补政策,各地要按照不低于省级标准的 50%叠加落实建设补贴,并按实际接收的失能、半失能老年人每人每月分别不低于 200 元、100 元的标准,不区分经营性质落实运营补贴[157]。除此之外,安徽、湖北等地区对养老机构运营的补贴也有所不同。第二种是大量增加护理床位,很多地方对护理型床位占养老机构床位总数也提出了要求。所谓养老院护理型床位,是指重点面向失能、失智老人的照护服务需求,体现基本生活照护功能及与生活密切相关的医疗护理服务功能的床位设施,各省对于护理型床位占当地养老床位总数的比例也有所要求。近年来,国家政府正在一步步加大对痴呆患者及家庭的财政支持,在痴呆患者的医疗需求方面也做出相应改善。对超过 3 000 名痴呆患者的调查显示,中国每人每年护理总费用近 2 万美元,而全国每年因 AD 造成的费用更是高达 1 680 亿美元,这一数值预计还将不断上升,到 2030 年再增加几乎 2 倍,到 2050 年则是现在的 10 倍多。在中国,AD 目前的社会经济负担占国内生产总值的 1.47%,高于全球平均水平(1.09%)[158]。积极预防老年痴呆,不但可以减轻日常家庭开销,还可以减少对社会的财政负担以及对医疗资源的占用,因而认知障碍的预防不仅对个人,甚至对社会都有着至关重要的意义。

参考文献

[1] Ding D, Zhao Q, Guo Q, et al. Prevalence of mild cognitive impairment in an urban community in China: A cross-sectional analysis of the Shanghai Aging Study [J]. Alzheimers Dement, 2015,11(3): 300 - 309.

[2] Masters C L, Bateman R, Blennow K, et al. Alzheimer's disease [J]. Nat Rev Dis Primers, 2015,1: 15056.

[3] Wimo A, Winblad B, Jonsson L. An estimate of the total worldwide societal costs of dementia in 2005[J]. Alzheimers Dement, 2007,3(2): 81 - 91.

[4] Stella F, Radanovic M, Balthazar M L, et al. Neuropsychiatric symptoms in the prodromal stages of dementia [J]. Curr Opin Psychiatry, 2014,27(3): 230 - 235.

［5］ Mortby M E, Ismail Z, Anstey K J. Prevalence estimates of mild behavioral impairment in a population-based sample of pre-dementia states and cognitively healthy older adults ［J］. Int Psychogeriatr, 2018,30(2): 221 - 232.

［6］ Taragano F E, Allegri R F, Lyketsos C. Mild behavioral impairment: A prodromal stage of dementia ［J］. Dement Neuropsychol, 2008,2(4): 256 - 260.

［7］ Ismail Z, Smith E E, Geda Y, et al. Neuropsychiatric symptoms as early manifestations of emergent dementia: Provisional diagnostic criteria for mild behavioral impairment ［J］. Alzheimers Dement, 2016,12(2): 195 - 202.

［8］ Lussier F Z, Pascoal T A, Chamoun M, et al. Mild behavioral impairment is associated with beta-amyloid but not tau or neurodegeneration in cognitively intact elderly individuals ［J］. Alzheimers Dement, 2020,16(1): 192 - 199.

［9］ Bensamoun D, Guignard R, Furst A J, et al. Associations between neuropsychiatric symptoms and cerebral amyloid deposition in cognitively impaired elderly people ［J］. J Alzheimers Dis, 2016,49(2): 387 - 398.

［10］ Mori T, Shimada H, Shinotoh H, et al. Apathy correlates with prefrontal amyloid beta deposition in Alzheimer's disease ［J］. J Neurol Neurosurg Psychiatry, 2014,85(4): 449 - 455.

［11］ Lin W C, Hu L Y, Tsai S J, et al. Depression and the risk of vascular dementia: A population-based retrospective cohort study ［J］. Int J Geriatr Psychiatry, 2017,32(5): 556 - 563.

［12］ Ismail Z, Elbayoumi H, Fischer C E, et al. Prevalence of depression in patients with mild cognitive impairment: A systematic review and meta-analysis ［J］. JAMA Psychiatry, 2017,74(1): 58 - 67.

［13］ O'Brien J. Behavioral symptoms in vascular cognitive impairment and vascular dementia ［J］. 2003,15(Suppl 1): 133 - 138.

［14］ Petersen R C. Clinical practice. Mild cognitive impairment ［J］. N Engl J Med, 2011, 364(23): 2227 - 2234.

［15］ Langa K M, Levine D A. The diagnosis and management of mild cognitive impairment: A clinical review ［J］. JAMA, 2014,312(23): 2551 - 2561.

［16］ Xue J, Li J, Liang J, et al. The prevalence of mild cognitive impairment in china: A systematic review ［J］. Aging Dis, 2018,9(4): 706 - 715.

［17］ Petersen R C, Roberts R O, Knopman D S, et al. Prevalence of mild cognitive impairment is higher in men. The Mayo Clinic Study of Aging ［J］. Neurology, 2010,75 (10): 889 - 897.

［18］ Petersen R C, Smith G E, Waring S C, et al. Mild cognitive impairment: Clinical characterization and outcome ［J］. Arch Neurol, 1999,56(3): 303 - 308.

［19］ Petersen R C. Mild cognitive impairment as a diagnostic entity ［J］. J Intern Med, 2004, 256(3): 183 - 194.

［20］ Winblad B, Palmer K, Kivipelto M, et al. Mild cognitive impairment—beyond controversies, towards a consensus: Report of the International Working Group on Mild Cognitive Impairment ［J］. J Intern Med, 2004,256(3): 240 - 246.

［21］ Albert M S, DeKosky S T, Dickson D, et al. The diagnosis of mild cognitive impairment due to Alzheimer's disease: Recommendations from the National Institute on Aging-Alzheimer's Association workgroups on diagnostic guidelines for Alzheimer's disease ［J］. Alzheimers Dement, 2011,7(3): 270 - 279.

［22］ Albert M S, DeKosky S T, Dickson D, et al. The diagnosis of mild cognitive impairment due to Alzheimer's disease：Recommendations from the National Institute on Aging-Alzheimer's Association workgroups on diagnostic guidelines for Alzheimer's disease [J]. Alzheimers Dement，2011,7(3)：270 - 279.

［23］李树亚,李峥. 轻度认知障碍精神行为症状研究的进展[J]. 护理管理杂志,2018,18(1)：52 - 55.

［24］隆世宇,王晓明,罗成,等. 重复经颅磁刺激对遗忘型 MCI 患者认知功能及长程功能性连接的影响[J]. 中国老年学杂志,2018,38(4)：785 - 788.

［25］ Li W，Sun L，Xiao S. Prevalence，incidence，influence factors，and cognitive characteristics of amnestic mild cognitive impairment among older adult：A 1-Year Follow-Up study in china [J]. Front Psychiatry，2020,11：75.

［26］ Qin R，Li M，Luo R，et al. The efficacy of gray matter atrophy and cognitive assessment in differentiation of aMCI and naMCI [J]. Appl Neuropsychol Adult，2020：1 - 7.

［27］杨明辉,景燕玲,严卫国,等. 遗忘型与非遗忘型 MCI 的精神行为症状比较[J]. 国际精神病学杂志,2017,44(1)：60 - 63.

［28］ Ku B D，Kim H，Kim Y K，et al. Comparison of urinary Alzheimer-Associated neural thread protein (AD7c-NTP) levels between patients with amnestic and nonamnestic mild cognitive impairment [J]. Am J Alzheimers Dis Other Demen，2020,35：1310306481.

［29］ Hatashita S，Wakebe D. Amyloid beta deposition and glucose metabolism on the long-term progression of preclinical Alzheimer's disease [J]. Future Sci OA，2019,5(3)：FSO356.

［30］ Ye B S，Seo S W，Kim C H，et al. Hippocampal and cortical atrophy in amyloid-negative mild cognitive impairments：Comparison with amyloid-positive mild cognitive impairment [J]. Neurobiol Aging，2014,35(2)：291 - 300.

［31］ Gauthier S，Reisberg B，Zaudig M，et al. Mild cognitive impairment [J]. 2006,367(9518)：1262 - 1270.

［32］ Chua T C，Wen W，Slavin M J，et al. Diffusion tensor imaging in mild cognitive impairment and Alzheimer's disease：A review [J]. 2008,21(1)：83 - 92.

［33］ Bahureksa L，Najafi B，Saleh A，et al. The impact of mild cognitive impairment on gait and balance：A systematic review and Meta-Analysis of studies using instrumented assessment [J]. 2017,63(1)：67 - 83.

［34］ Hwang T J，Masterman D L，Ortiz F，et al. Mild cognitive impairment is associated with characteristic neuropsychiatric symptoms [J]. Alzheimer Dis Assoc Disord，2004,18(1)：17 - 21.

［35］ Leoutsakos J M，Forrester S N，Lyketsos C G，et al. Latent classes of neuropsychiatric symptoms in NACC controls and conversion to mild cognitive impairment or dementia [J]. J Alzheimers Dis，2015,48(2)：483 - 493.

［36］ Gallagher D，Fischer C E，Iaboni A. Neuropsychiatric symptoms in mild cognitive impairment [J]. Can J Psychiatry，2017,62(3)：161 - 169.

［37］ Landes A M，Sperry S D，Strauss M E，et al. Apathy in Alzheimer's disease [J]. J Am Geriatr Soc，2001,49(12)：1700 - 1707.

［38］ An C，Yu L，Wang L，et al. Association between sleep characteristics and mild cognitive impairment in elderly people [J]. Neurophysiology，2014,46(1)：88 - 94.

［39］ Palmer K，Mitolo M，Burgio F，et al. Sleep disturbance in mild cognitive impairment and association with cognitive functioning. A Case-Control study [J]. Front Aging Neurosci，2018,10：360.

[40] World Health Organization. International classification of functioning, disability, and health (ICF). Geneva: World Health Organization, 2001.

[41] Dubois B, Feldman H H, Jacova C, et al. Advancing research diagnostic criteria for Alzheimer's disease: The IWG-2 criteria [J]. Lancet Neurol, 2014,13(6): 614-629.

[42] Lyketsos C G, Lopez O, Jones B, et al. Prevalence of neuropsychiatric symptoms in dementia and mild cognitive impairment: Results from the cardiovascular health study [J]. JAMA, 2002,288(12): 1475-1483.

[43] Steinberg M, Hess K, Corcoran C, et al. Vascular risk factors and neuropsychiatric symptoms in Alzheimer's disease: The Cache County Study [J]. Int J Geriatr Psychiatry, 2014,29(2): 153-159.

[44] World Health Organization. Risk reduction of cognitive decline and dementia: WHO guidelines. Geneva: World Health Organization, 2019.

[45] Wu Y T, Ali G C, Guerchet M, et al. Prevalence of dementia in mainland China, Hong Kong and Taiwan: An updated systematic review and meta-analysis [J]. Int J Epidemiol, 2018,47(3): 709-719.

[46] Brayne C. A population perspective on the IWG-2 research diagnostic criteria for Alzheimer's disease [J]. Lancet Neurol, 2014,13(6): 532-534.

[47] 李伟,肖世富. 阿尔茨海默病诊断标准的演变及评价[J]. 中华诊断学电子杂志,2015,3(2): 114-117.

[48] McKhann G M, Knopman D S, Chertkow H, et al. The diagnosis of dementia due to Alzheimer's disease: Recommendations from the National Institute on Aging-Alzheimer's Association workgroups on diagnostic guidelines for Alzheimer's disease [J]. Alzheimers Dement, 2011,7(3): 263-269.

[49] 段玉梅,文国强. 阿尔茨海默病危险因素及预防策略的研究进展[J]. 海南医学,2020,31(2): 224-227.

[50] Hane F T, Robinson M, Lee B Y, et al. Recent progress in alzheimer's disease research, part 3: Diagnosis and treatment [J]. J Alzheimers Dis, 2017, 57(3): 645-665.

[51] O'Brien J T, Thomas A. Vascular dementia [J]. Lancet, 2015,386(10004): 1698-1706.

[52] Savica R, Grossardt B R, Bower J H, et al. Survival and causes of death among people with clinically diagnosed synucleinopathies with parkinsonism: A Population-Based study [J]. JAMA Neurol, 2017,74(7): 839-846.

[53] Sanford A M. Lewy body dementia [J]. Clin Geriatr Med, 2018,34(4): 603-615.

[54] Braak H, Del T K, Rub U, et al. Staging of brain pathology related to sporadic Parkinson's disease [J]. Neurobiol Aging, 2003,24(2): 197-211.

[55] 戴东方,张海峰. 额颞叶痴呆[J]. 中国临床保健杂志,2018,21(5): 700-705.

[56] Coyle-Gilchrist I T, Dick K M, Patterson K, et al. Prevalence, characteristics, and survival of frontotemporal lobar degeneration syndromes [J]. Neurology, 2016,86(18): 1736-1743.

[57] Knopman D S, Roberts R O. Estimating the number of persons with frontotemporal lobar degeneration in the US population [J]. J Mol Neurosci, 2011,45(3): 330-335.

[58] Sorbi S, Hort J, Erkinjuntti T, et al. EFNS-ENS Guidelines on the diagnosis and management of disorders associated with dementia [J]. Eur J Neurol, 2012,19(9): 1159-1179.

[59] Reid W G, Hely M A, Morris J G, et al. Dementia in Parkinson's disease: A 20-year neuropsychological study (Sydney Multicentre Study) [J]. J Neurol Neurosurg

Psychiatry, 2011, 82(9): 1033 - 1037.

[60] Emre M, Aarsland D, Brown R, et al. Clinical diagnostic criteria for dementia associated with Parkinson's disease [J]. Mov Disord, 2007, 22(12): 1689 - 1707, 1837.

[61] Walker Z, Possin K L, Boeve B F, et al. Lewy body dementias [J]. Lancet, 2015, 386 (10004): 1683 - 1697.

[62] Hardy J, Allsop D. Amyloid deposition as the central event in the aetiology of Alzheimer's disease [J]. Trends Pharmacol Sci, 1991, 12(10): 383 - 388.

[63] Kang J, Lemaire H G, Unterbeck A, et al. The precursor of Alzheimer's disease amyloid A4 protein resembles a cell-surface receptor [J]. Nature, 1987, 325(6106): 733 - 736.

[64] Lustbader J W, Cirilli M, Lin C, et al. ABAD directly links Abeta to mitochondrial toxicity in Alzheimer's disease [J]. Science, 2004, 304(5669): 448 - 452.

[65] Hunt D L, Castillo P E. Synaptic plasticity of NMDA receptors: Mechanisms and functional implications [J]. Curr Opin Neurobiol, 2012, 22(3): 496 - 508.

[66] Ferreira S T, Klein W L. The Abeta oligomer hypothesis for synapse failure and memory loss in Alzheimer's disease [J]. Neurobiol Learn Mem, 2011, 96 (4): 529 - 543.

[67] Zhang J, Peng M, Jia J. Plasma amyloid-beta oligomers and soluble tumor necrosis factor receptors as potential biomarkers of AD [J]. Curr Alzheimer Res, 2014, 11(4): 325 - 331.

[68] Fan L, Mao C, Hu X, et al. New insights into the pathogenesis of alzheimer's disease [J]. Front Neurol, 2019, 10: 1312.

[69] Busche M A, Wegmann S, Dujardin S, et al. Tau impairs neural circuits, dominating amyloid-beta effects, in Alzheimer models in vivo [J]. Nat Neurosci, 2019, 22(1): 57 - 64.

[70] Kempuraj D, Ahmed M E, Selvakumar G P, et al. Brain Injury-Mediated neuroinflammatory response and alzheimer's disease [J]. Neuroscientist, 2020, 26(2): 134 - 155.

[71] Bagyinszky E, Giau V V, Shim K, et al. Role of inflammatory molecules in the Alzheimer's disease progression and diagnosis [J]. J Neurol Sci, 2017, 376: 242 - 254.

[72] Dansokho C, Heneka M T. Neuroinflammatory responses in Alzheimer's disease [J]. J Neural Transm (Vienna), 2018, 125(5): 771 - 779.

[73] Bohnen N I, Grothe M J, Ray N J, et al. Recent advances in cholinergic imaging and cognitive decline-Revisiting the cholinergic hypothesis of dementia [J]. Curr Geriatr Rep, 2018, 7(1): 1 - 11.

[74] Ikonomovic M D, Mufson E J, Wuu J, et al. Cholinergic plasticity in hippocampus of individuals with mild cognitive impairment: Correlation with Alzheimer's neuropathology [J]. J Alzheimers Dis, 2003, 5(1): 39 - 48.

[75] Ballard C, Gauthier S, Corbett A, et al. Alzheimer's disease [J]. Lancet, 2011, 377 (9770): 1019 - 1031.

[76] Rogaeva E, Meng Y, Lee J H, et al. The neuronal sortilin-related receptor SORL1 is genetically associated with Alzheimer disease [J]. Nat Genet, 2007, 39(2): 168 - 177.

[77] Brodbeck J, McGuire J, Liu Z, et al. Structure-dependent impairment of intracellular apolipoprotein E4 trafficking and its detrimental effects are rescued by small-molecule structure correctors [J]. J Biol Chem, 2011, 286(19): 17217 - 17226.

[78] Thambisetty M, Simmons A, Velayudhan L, et al. Association of plasma clusterin

concentration with severity, pathology, and progression in Alzheimer disease [J]. Arch Gen Psychiatry, 2010,67(7): 739 - 748.

[79] Kwok J B, Loy C T, Hamilton G, et al. Glycogen synthase kinase-3beta and tau genes interact in Alzheimer's disease [J]. Ann Neurol, 2008,64(4): 446 - 454.

[80] Cummings J L, Morstorf T, Zhong K. Alzheimer's disease drug-development pipeline: Few candidates, frequent failures [J]. Alzheimers Res Ther, 2014,6(4): 37.

[81] Seminara R S, Jeet C, Biswas S, et al. The neurocognitive effects of ghrelin-induced signaling on the hippocampus: A promising approach to alzheimer's disease [J]. Cureus, 2018,10(9): e3285.

[82] Nortley R, Korte N, Izquierdo P, et al. Amyloid beta oligomers constrict human capillaries in Alzheimer's disease via signaling to pericytes [J]. Science, 2019, 365 (6450): 9518.

[83] O'Brien J T, Thomas A. Vascular dementia [J]. Lancet, 2015,386(10004): 1698 - 1706.

[84] Sollinger AB, Goldstein FC, Lah JJ, et al. Mild cognitive impairment in Parkinson's disease: subtypes and motor characteristics [J]. Parkinsonism Relat Disord, 2010,16 (3): 177 - 180.

[85] Janvin CC, Larsen JP, Aarsland D, et al. Subtypes of mild cognitive impairment in Parkinson's disease: progression to dementia [J]. Mov Disord, 2006,21(9): 1343 - 1349.

[86] Huber S J, Shuttleworth E C, Freidenberg D L. Neuropsychological differences between the dementias of Alzheimer's and Parkinson's diseases [J]. Arch Neurol, 1989,46(12): 1287 - 1291.

[87] Pillon B, Deweer B, Agid Y, et al. Explicit memory in Alzheimer's, Huntington's, and Parkinson's diseases [J]. Arch Neurol, 1993,50(4): 374 - 379.

[88] 马春潮，朱晓东. 帕金森病认知障碍[J]. 中国实用内科杂志,2019,39(9): 769 - 774.

[89] McKeith I G, Boeve B F, Dickson D W, et al. Diagnosis and management of dementia with Lewy bodies: fourth consensus report of the DLB Consortium [J]. Neurology, 2017,89(1): 88 - 100.

[90] Walker Z, Possin K L, Boeve B F, et al. Lewy body dementias [J]. Lancet, 2015,386 (10004): 1683 - 1697.

[91] Bang J, Spina S, Miller B L. Frontotemporal dementia [J]. Lancet, 2015,386(10004): 1672 - 1682.

[92] 杨思敏，林倩，娄诗云，等. 老年痴呆引发睡眠障碍的研究进展[J]. 南昌大学学报：医学版,2019,59(4): 88 - 91.

[93] Caballol N, Marti M J, Tolosa E. Cognitive dysfunction and dementia in Parkinson disease [J]. Mov Disord, 2007,22(Suppl 17): S358 - S366.

[94] McKeith I, Cummings J. Behavioural changes and psychological symptoms in dementia disorders [J]. Lancet Neurol, 2005,4(11): 735 - 742.

[95] Crous-Bou M, Minguillón C, Gramunt N, et al. Alzheimer's disease prevention: From risk factors to early intervention [J]. Alzheimers Res Ther, 2017,9(1): 71.

[96] de Bruijn R F, Bos M J, Portegies M L, et al. The potential for prevention of dementia across two decades: The prospective, population-based Rotterdam Study [J]. BMC Med, 2015,13: 132.

[97] Cooper C, Sommerlad A, Lyketsos C G, et al. Modifiable predictors of dementia in mild cognitive impairment: A systematic review and meta-analysis [J]. Am J Psychiatry, 2015,172(4): 323 - 334.

[98] Farris W, Mansourian S, Chang Y, et al. Insulin-degrading enzyme regulates the levels of insulin, amyloid beta-protein, and the beta-amyloid precursor protein intracellular domain in vivo [J]. Proc Natl Acad Sci U S A, 2003,100(7): 4162 - 4167.

[99] Abner EL, Nelson PT, Kryscio RJ, et al. Diabetes is associated with cerebrovascular but not Alzheimer neuropathology [J]. Alzheimers Dement, 2016,12(8): 882 - 889.

[100] Wu L, He Y, Jiang B, et al. The association between the prevalence, treatment and control of hypertension and the risk of mild cognitive impairment in an elderly urban population in China [J]. Hypertens Res, 2016,39(5): 367 - 375.

[101] Warnert E A, Rodrigues J C, Burchell A E, et al. Is high blood pressure Self-Protection for the brain [J]. Circ Res, 2016,119(12): e140 - e151.

[102] Love S, Miners J S. Cerebral hypoperfusion and the energy deficit in alzheimer's disease [J]. Brain Pathol, 2016,26(5): 607 - 617.

[103] Beydoun M A, Beydoun H A, Wang Y. Obesity and central obesity as risk factors for incident dementia and its subtypes: A systematic review and meta-analysis [J]. Obesity Reviews, 2008,9(3): 204 - 218.

[104] Kim S, Kim Y, Park S M. Body mass index and decline of cognitive function [J]. PLoS One, 2016,11(2): e148908.

[105] Scarmeas N, Anastasiou C A, Yannakoulia M. Nutrition and prevention of cognitive impairment [J]. Lancet Neurol, 2018,17(11): 1006 - 1015.

[106] Fenech M. Vitamins associated with brain aging, mild cognitive impairment, and alzheimer disease: Biomarkers, epidemiological and experimental evidence, plausible mechanisms, and knowledge gaps [J]. Adv Nutr, 2017,8(6): 958 - 970.

[107] Psaltopoulou T, Sergentanis T N, Panagiotakos D B, et al. Mediterranean diet, stroke, cognitive impairment, and depression: A meta-analysis [J]. Ann Neurol, 2013,74(4): 580 - 591.

[108] Knight A, Bryan J, Wilson C, et al. The mediterranean diet and cognitive function among healthy older adults in a 6-month randomised controlled trial: the MedLey study [J]. Nutrients, 2016,8(9): 579.

[109] Beydoun M A, Beydoun H A, Gamaldo A A, et al. Epidemiologic studies of modifiable factors associated with cognition and dementia: systematic review and meta-analysis [J]. BMC Public Health, 2014,14(1): 643.

[110] Zhong G, Wang Y, Zhang Y, et al. Smoking is associated with an increased risk of dementia: a meta-analysis of prospective cohort studies with investigation of potential effect modifiers [J]. PLoS One, 2015,10(3): e118333.

[111] Sabia S, Elbaz A, Dugravot A, et al. Impact of smoking on cognitive decline in early old age: the Whitehall II cohort study [J]. Arch Gen Psychiatry, 2012,69(6): 627 - 635.

[112] Rusanen M, Kivipelto M, Quesenberry C J, et al. Heavy smoking in midlife and long-term risk of Alzheimer disease and vascular dementia [J]. Arch Intern Med, 2011,171 (4): 333 - 339.

[113] Durazzo T C, Mattsson N, Weiner M W. Smoking and increased Alzheimer's disease risk: A review of potential mechanisms [J]. Alzheimers Dement, 2014,10(3 Suppl): S122 - S145.

[114] Neafsey E J, Collins M A. Moderate alcohol consumption and cognitive risk [J]. Neuropsychiatr Dis Treat, 2011,7: 465 - 484.

[115] Topiwala A, Allan C L, Valkanova V, et al. Moderate alcohol consumption as risk

factor for adverse brain outcomes and cognitive decline: longitudinal cohort study [J]. BMJ, 2017,357: j2353.

[116] Blondell S J, Hammersley-Mather R, Veerman J L. Does physical activity prevent cognitive decline and dementia?: A systematic review and meta-analysis of longitudinal studies [J]. BMC Public Health, 2014,14: 510.

[117] Barnes D E, Santos-Modesitt W, Poelke G, et al. The Mental Activity and eXercise (MAX) trial: a randomized controlled trial to enhance cognitive function in older adults [J]. JAMA Intern Med, 2013,173(9): 797 – 804.

[118] Brasure M, Desai P, Davila H, et al. Physical activity interventions in preventing cognitive decline and Alzheimer-Type dementia: a systematic review [J]. Ann Intern Med, 2018,168(1): 30 – 38.

[119] Stern Y. Cognitive reserve in ageing and Alzheimer's disease [J]. Lancet Neurol, 2012,11(11): 1006 – 1012.

[120] Gow A J, Mortensen E L. Social resources and cognitive ageing across 30 years: the Glostrup 1914 Cohort [J]. Age Ageing, 2016,45(4): 480 – 486.

[121] Brown C L, Gibbons L E, Kennison R F, et al. Social activity and cognitive functioning over time: a coordinated analysis of four longitudinal studies [J]. J Aging Res, 2012, 2012: 287438.

[122] Yaffe K, Laffan A M, Harrison S L, et al. Sleep-disordered breathing, hypoxia, and risk of mild cognitive impairment and dementia in older women [J]. JAMA, 2011,306 (6): 613 – 619.

[123] Ju Y E, Lucey B P, Holtzman D M. Sleep and Alzheimer disease pathology—a bidirectional relationship [J]. Nat Rev Neurol, 2014,10(2): 115 – 119.

[124] Osorio R S, Gumb T, Pirraglia E, et al. Sleep-disordered breathing advances cognitive decline in the elderly [J]. Neurology, 2015,84(19): 1964 – 1971.

[125] Yaffe K, Falvey C M, Hoang T. Connections between sleep and cognition in older adults [J]. Lancet Neurol, 2014,13(10): 1017 – 1028.

[126] Diniz B S, Butters M A, Albert S M, et al. Late-life depression and risk of vascular dementia and Alzheimer's disease: Systematic review and meta-analysis of community-based cohort studies [J]. Br J Psychiatry, 2013,202(5): 329 – 335.

[127] Wilson R S, Capuano A W, Boyle P A, et al. Clinical-pathologic study of depressive symptoms and cognitive decline in old age [J]. Neurology, 2014,83(8): 702 – 709.

[128] Hilal S, Tan C S, Xin X, et al. Prevalence of cognitive impairment and dementia in malays-epidemiology of dementia in singapore study [J]. Curr Alzheimer Res, 2017,14 (6): 620 – 627.

[129] Alexander M, Perera G, Ford L, et al. Age-Stratified prevalence of mild cognitive impairment and dementia in european populations: a systematic review [J]. J Alzheimers Dis, 2015,48(2): 355 – 359.

[130] Lopez-Anton R, Santabarbara J, De-la-Camara C, et al. Mild cognitive impairment diagnosed with the new DSM – 5 criteria: Prevalence and associations with non-cognitive psychopathology [J]. Acta Psychiatr Scand, 2015,131(1): 29 – 39.

[131] Xue J, Li J, Liang J, et al. The prevalence of mild cognitive impairment in china: a systematic review [J]. Aging Dis, 2018,9(4): 706.

[132] Roberts R O, Geda Y E, Knopman D S, et al. The incidence of MCI differs by subtype and is higher in men: the Mayo Clinic Study of Aging [J]. Neurology, 2012,78(5): 342 – 351.

[133] Ganguli M, Fu B, Snitz B E, et al. Mild cognitive impairment: Incidence and vascular risk factors in a population-based cohort [J]. Neurology, 2013,80(23): 2112 - 2120.

[134] Donohue M C, Sperling R A, Salmon D P, et al. The preclinical Alzheimer cognitive composite: Measuring amyloid-related decline [J]. JAMA Neurol, 2014,71(8): 961 - 970.

[135] Karran E, Mercken M, De Strooper B. The amyloid cascade hypothesis for Alzheimer's disease: An appraisal for the development of therapeutics [J]. Nat Rev Drug Discov, 2011,10(9): 698 - 712.

[136] Moulder K L, Snider B J, Mills S L, et al. Dominantly Inherited Alzheimer Network: facilitating research and clinical trials [J]. Alzheimers Res Ther, 2013,5(5): 48.

[137] Thomson R S, Auduong P, Miller A T, et al. Hearing loss as a risk factor for dementia: a systematic review [J]. Laryngoscope Investig Otolaryngol, 2017,2(2): 69 - 79.

[138] Loughrey D G, Kelly M E, Kelley G A, et al. Association of Age-Related hearing loss with cognitive function, cognitive impairment, and dementia: a systematic review and meta-analysis [J]. JAMA Otolaryngol Head Neck Surg, 2018,144(2): 115 - 126.

[139] Barnes D E, Kaup A, Kirby K A, et al. Traumatic brain injury and risk of dementia in older veterans [J]. Neurology, 2014,83(4): 312 - 319.

[140] Smith D H, Johnson V E, Stewart W. Chronic neuropathologies of single and repetitive TBI: Substrates of dementia [J]. Nat Rev Neurol, 2013,9(4): 211 - 221.

[141] Lehman E J, Hein M J, Baron SL, et al. Neurodegenerative causes of death among retired National Football League players [J]. Neurology, 2012,79(19): 1970 - 1974.

[142] Grilli M. Chronic pain and adult hippocampal neurogenesis: Translational implications from preclinical studies [J]. J Pain Res, 2017,10: 2281 - 2286.

[143] Ezzati A, Wang C, Katz M J, et al. The temporal relationship between pain intensity and pain interference and incident dementia [J]. Curr Alzheimer Res, 2019,16(2): 109 - 115.

[144] Wu Y T, Beiser A S, Breteler M, et al. The changing prevalence and incidence of dementia over time-current evidence [J]. Nat Rev Neurol, 2017,13(6): 327 - 339.

[145] Kivipelto M, Solomon A, Ahtiluoto S, et al. The Finnish Geriatric Intervention Study to Prevent Cognitive Impairment and Disability (FINGER): study design and progress [J]. Alzheimers Dement, 2013,9(6): 657 - 665.

[146] Ngandu T, Lehtisalo J, Solomon A, et al. A 2 year multidomain intervention of diet, exercise, cognitive training, and vascular risk monitoring versus control to prevent cognitive decline in at-risk elderly people (FINGER): A randomised controlled trial [J]. Lancet, 2015,385(9984): 2255 - 2263.

[147] Jobe J B, Smith D M, Ball K, et al. ACTIVE: A cognitive intervention trial to promote independence in older adults [J]. Control Clin Trials, 2001,22(4): 453 - 479.

[148] Rebok G W, Ball K, Guey L T, et al. Ten-year effects of the advanced cognitive training for independent and vital elderly cognitive training trial on cognition and everyday functioning in older adults [J]. J Am Geriatr Soc, 2014,62(1): 16 - 24.

[149] Crous-Bou M, Minguillon C, Gramunt N, et al. Alzheimer's disease prevention: from risk factors to early intervention [J]. Alzheimers Res Ther, 2017,9(1): 71.

[150] 向琴. 早期老年性痴呆患者的心理行为特点及其干预效果[J]. 中国老年学杂志,2011, 31(22): 4334 - 4335.

[151] Rovner B W, Casten R J, Hegel M T, et al. Preventing cognitive decline in black

individuals with mild cognitive impairment: a randomized clinical trial [J]. JAMA Neurol, 2018, 75(12): 1487 - 1493.

[152] 薛丹丹, 程云, 王银云. 痴呆照顾者培训需求和现状的研究进展[J]. 护理研究, 2017, 31 (15): 1817 - 1820.

[153] 虞慧炯, 吕军, 姚新伟, 等. 上海老年期痴呆照护者身心状况分析[J]. 中国康复理论与实践, 2010, 16(6): 519 - 521.

[154] 王洋, 刘佳鸿, 姚新. 老年痴呆家庭照顾者疾病不确定感与焦虑的现状研究[J]. 吉林医学, 2018, 39(2): 374 - 376.

[155] Sutter M, Perrin P B, Peralta S V, et al. Beyond strain: personal strengths and mental health of mexican and argentinean dementia caregivers [J]. J Transcult Nurs, 2016, 27 (4): 376 - 384.

[156] 郭晓薇, 张同怡. 老年健康促进行动抓好 9 项指标[J]. 中国卫生, 2019(9): 58.

[157] 黄瑶. 推动养老服务高质量快速发展[J]. 中国社会工作, 2019(32): 21.

[158] Jia L, Quan M, Fu Y, et al. Dementia in China: Epidemiology, clinical management, and research advances [J]. Lancet Neurol, 2020, 19(1): 81 - 92.

第二章

认知障碍的评估

认知障碍的评估是通过询问患者病史、观察其动作或者行为，以及通过标准化认知功能评定量表的应用，作出相应的诊断的系统方法。目前，临床上尚无针对认知障碍的特异性实验室检查方法，其诊断主要借助各种认知功能评定量表进行。认知障碍的评估有助于确定认知障碍的类型，可为后续治疗以及制定训练计划提供依据，也有助于康复疗效的评定。因此，认知障碍的评估应同其他功能评定一样，定期进行，以了解其恢复情况及对日常功能的影响。在评估时，应考虑到患者的受教育程度、语言流畅度、是否有抑郁表现以及遭受过精神刺激等。本章节重点介绍临床常用的认知功能评估量表及测量方法。

第一节　认知障碍评估的工具与方法

一、认知功能评估

认知功能的评估贯穿疾病的整个治疗过程，可分为综合和单项的评估。

1. 总体认知功能评估

总体认知功能评估包括多个认知域的测查项目，通过对总体认知功能的评估，可以较全面地了解患者的认知状态和功能，有助于诊断认知障碍和痴呆及其病因分析。

简易精神状态量表（mini-mental state examination，MMSE）是 Folstein 于 1975 年编制成的，是国内外应用最广泛的认知筛查量表。满分 30 分，耗时 5～10 min，得分越高表示认知功能越好[1]。MMSE 内容包括定向力、记忆力、注意力和计算力、回忆能力和语言能力，语言能力测试包括命名、复述、听力理解、阅读理解及书写内容[2]，分数＜27 分提示认知障碍，推荐用于痴呆的筛查。一项关于老年痴呆患者的研究表示，在进行 MMSE 时，应该全面了解患者的年龄、性别、文化水平、听力水平等因素,并且可以联合其他相关认知功能评定量表来确保评定的可信度[3]。最近有研究发现,临床上常有 MMSE 评分在正常范围,但患者易忘事、学习困难,甚至影响到了日常生活的情况。因此建议对明确记忆下降、学习能力下降等的脑外伤患者进行 MMSE 时,还要使用蒙特利尔认知评估量表(Montreal cognitive assessment,MoCA)进行筛查[4]。

MoCA 是 Nasreddine 教授于 2004 年编制成的,弥补了 MMSE 的缺陷,加强了对执行能力和注意力方面的认知功能的评估[5],可用于筛查 MCI 患者和轻度 AD 患者,适合多种认知障碍的评价[6]。但是由于 MoCA 的版本和诊断分数各异,导致研究结果之间难以相互验证,因此,MoCA 原编制者又编制了 MoCA -基本版(the Montreal cognigtive assessment-basic,MoCA - B),由上海复旦大学附属华山医院的郭起浩教授翻译为中文版本[7]。MoCA 总分 30 分,内容覆盖注意力、执行功能、记忆、语言、视空间结构技能、抽象思维、计算力和定向力等认知域。总评分<26 分提示认知障碍;若教育程度≤12 年,则总分加 1 分[6]。相较于 MMSE,MoCA 的操作时间更长,无法快速的测试患者的认知功能。

阿尔茨海默病评估量表(Alzheimer disease assessment scale,ADAS)包括认知部分与非认知部分。阿尔茨海默病评估量表认知子量表(Alzheimer disease assessment scale-cognitive,ADAS - Cog)由 12 个项目组成,包括单词回忆测验、物品和手指命名、执行能力、定向、单词再认测验、记忆、注意力等,评分越高提示认知功能越严重,是当前广泛使用的抗痴呆药物临床试验疗效评价工具[8]。相较于 MMSE,ADAS 的记忆力部分可作为独立因子,直接进行记忆力的评测,可较好地测试患者的记忆功能,但由于此部分测试耗时较长,因此对识别轻度认知损伤的筛查效果较弱[9]。由于 ADAS - Cog 偏重记忆与语言功能[10],血管性痴呆评估量表(vascular dementia assessment-scale-cog,VaDAS - Cog)在 ADAS - Cog 的基础上,增加了数字删减、符号数字程序和走迷宫等执行功能测试,以提供更好的血管状况测量方法。有研究结果显示,与 ADAS - Cog 相比,VaDAS - Cog 对脑白质病变有更好的识别能力[11]。脑白质病变会造成老年人认知功能受损,包括执行、记忆、定向和注意力等认知障碍,主要特征是视空间受损、记忆力下降、回忆能力下降和执行功能受损。有研究结果称,脑白质病变程度越严重,认知障碍越严重[12]。

临床痴呆评定量表(clinical dementia rating scale,CDR)是由美国圣路易斯华盛顿大学开发的。目前,该量表广泛应用于评估 AD 的严重程度分级及纵向变化,主要侧重记忆力的减退,成为 AD 临床和科学研究领域极为重要的量表[13]。CDR 评估是通过对患者及其照料者半结构化的访谈,如患者及其配偶或成年子女所提供的信息,且进一步使用来自临床评估的信息来判断 CDR 评分,而不是患者的心理测验表现[14],内容包括记忆力、定向、判断和解决问题的能力、工作及社交能力、家庭生活和爱好、独立生活能力方面的问题进行评分。最终根据评分作出"正常 CDR=0、可疑痴呆 CDR=0.5、轻度痴呆 CDR=1、中度痴呆 CDR=2、重度痴呆 CDR=3"的 5 级判断[10]。除了 CDR 这种分析方法外,目前国际上更通用的是 CDR-SB(clinical dementia rating scale sum of boxes)得分指标。CDR-SB 总分是将 6 个项目的得分简单相加。CDR-SB=0,表示正常;0.5~4.0,为可疑认知受损;4.5~9.0,为轻度痴呆;9.5~15.5,为中度痴呆;16.0~18.0,为重度痴呆。CDR 和 CDR-SB 都是临床药物试验的疗效评估的重要指标。

Mattis 痴呆评定量表(Mattis dementia rating scale,MDRS)是 Mattis 在 1976 年编制的一套主要适用于对痴呆进行筛查,甄别患者认知损伤程度的量表[15]。测试内容包括记忆、结构、概念形成、启动与保持及注意力等领域,总分 144 分,大概需要 15~30 min 来完成[8]。有研究证实,MDRS 是一种对额皮层下缺陷测量敏感的方法[16]。然而,对于确认患有认知障碍但无痴呆的帕金森病患者来说不是一个很好的筛选工具。目前的研究表明,≤139 分或≤137 分可作为 MDRS 的诊断分界值,具有较好的灵敏性和特异性。然而,当诊断值≤139 分,仍有 35%左右的认知正常的帕金森病患者(Parkinson's disease patients with normal cognition,PD-NC)被误诊为帕金森病的轻度认知障碍(mild cognitive impairment in Parkinson's disease,PD-MCI);当诊断值≤137 分时,有 43%左右的 PD-MCI 患者被误诊为 PD-NC[17]。

快速认知筛查测验(quick cognitive screening test,QCST)是复旦大学附属华山医院神经内科郭起浩在 2010 年根据 386 名老年人的测量结果编制而成的[15]。项目包括记忆、延迟回忆、命名、相似性及画钟等,总分 90 分,需要 10~15 min 来完成,适用于基层医务人员对社区老年人认知功能损害的筛查。研究表明,QCST 具有较好的平行效度,能将 MCI 与正常老年人区分出来,将 MCI 从轻度 AD 中区分出来的能力也较理想[18]。

霍尔斯特德-雷坦神经心理成套测验(Halstead-Reitan neuropsy-chological battery,HRNB)是一套涉及全部认知功能的行为测定方法。包括侧性优势检查、握力和连线测验等内容,是现代研究脑-行为关系的重要手段之一[19]。

洛文斯顿作业疗法认知评定成套测验(Lwenstein occupational therapy lognitive assessment,LOTCA)是用于作业疗法中评定脑损伤患者的基本认知功能。其评定内容分为四大类:定向力检查、知觉检查、视运动组织及思维运作检查,共 20 项分测验。除思维运作中的 3 项检查为 5 分制外,均采用 4 分制评分标准[20]。在西方国家,LOTCA 已广泛应用于脑外伤、脑血管意外以及健康儿童、成人及老年人。国内一项研究为了建立适用于我国的 LOTCA 评分标准,选取 54 例健康成人、25 例脑血管病患者参加测验,发现健康人组与脑血管病组 LOTCA 得分具有显著性差异。LOTCA 是临床康复中评定认知功能的系统、敏感、值得推荐的好方法。

2. 认知功能的单项评估

1) 记忆

记忆是信息在脑内的编码、储存和提取 3 个基本过程。记忆可分为工作记忆、情景记忆、顺行性记忆、逆行性记忆、语义记忆和内隐记忆(见表 2-1)[21]。评估不同的记忆成分有助于认知障碍的鉴别诊断。情景记忆障碍是 AD 早期诊断与鉴别诊断的重要依据,也是 AD 诊断标准的核心症状,因此,应评估每位认知障碍患者的记忆功能。

表 2-1　记忆的分类

工作记忆	对信息进行暂时性加工储存
情景记忆	有关生活情景的实况记忆
顺行性记忆	基于未来事件或时间的记忆
逆行性记忆	过去的事件
语义记忆	词语意义和一般知识的记忆
内隐记忆	不需要有意识去记而获得的技术和操作程序,如驾驶、播放音乐等

临床上,记忆评估主要集中于情景记忆。评估内容包括瞬时回忆、短时延迟回忆、长时延迟回忆、长时延迟再认等,不同指标分别反映记忆的编码、储存和提取等基本过程,揭示记忆障碍的特征,为不同类型的记忆障碍鉴别诊断提供帮助。评估情景记忆主要通过学习和延迟回忆测验,包括各种版本的听觉词语学习测验、韦氏记忆量表测验、非语言材料记忆测验等。

(1) Rey 听觉词语测验(Rey auditory verbal learning test,RAVLT):测试材料包含 2 张词表,各含有 15 个常用的具体名词,检查者以每秒钟 1 个词的速度高声诵读第 1 张卡,要求被检者复述,重复 5 遍,即为瞬时回忆。然后检查者再念第 2 张卡,要求被检者复述 1 遍第 2 张卡的内容后,立即复述第 1 张卡的内容,即为短时延迟回忆。间隔 30 min 后,再要求被检者回忆第 1 张卡的内容,即为长时延迟再认。

诊断标准:前 5 次回忆的总数为即刻记忆得分,>15 分为正常。30 min 后回忆正确的总数为延迟回忆得分,>4 分为正常。

众所周知,抑郁常与痴呆混淆,也会表现为反应迟缓、记忆力减退。荟萃分析显示,RAVLT 能够显著鉴别抑郁和痴呆[22]。值得注意的是,评估情景记忆时不能为了节约时间只评估瞬时回忆而不评估延迟回忆,因为研究表明延迟回忆与海马萎缩有显著关联性[23]。此外,研究还发现延迟回忆不仅有助于识别轻度 AD,而且能够预测临床前期 AD 转化成 AD[24]。

(2) 韦氏记忆量表(Wechsler memory scale,WMS):由 Wechsler 于 1945 年制定,是国内外广泛使用的成套记忆量表,国内龚耀先等于 1980 年修订了 WMS,建立了全国应用的量表,具有良好的信度和效度[25]。该量表由 10 个分测验组成,其中分测验 1～3 检测长时回忆,4～9 检测短时回忆,10 检测瞬时回忆。通过综合评分,得出记忆的总体水平,即记忆商。

分级标准:记忆商可划分为 7 个等级,130 分以上为很优秀、120～129 分为优秀、110～119 分为中上、90～109 分为中等、80～89 分为中下、70～79 分为下、69 分以下为很差,以此衡量记忆水平。

(3) 非语言材料记忆测验:视觉再现用 Rey-Ostemieth 复杂图形测验(complex figure test,CFT,见图 2-1),首先让受试者临摹图形,10～30 min 后,再根据记忆将图案重新画出来。或者采用新面容再认测验,由 20～50 个测验照片和 20～50 个干扰照片组成,每个照片呈现 3 秒,然后将干扰照片与测验照片放在一起,让被检者挑出刚才出现过的照片。

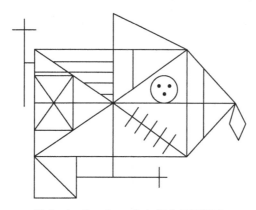

图 2-1 Rey-Osterrieth 复杂图形测验

评分标准:
成人在 Rey-Ostemieth 中获得的准确性分数的百分位标准。

百分比	10	20	30	40	50	60	70	80	90	100
评分	29	30	31	32	32	33	34	34	35	36

成人在 Rey-Ostemieth 的记忆测验中获得准确分数的百分位标准。

百分比	10	20	30	40	50	60	70	80	90	100
评分	15	17	19	21	22	24	26	27	29	31

2) 注意

注意是指人的心理活动对一定对象的指向和集中,指向和集中是注意的基本特点。注意力就是把自己的感知和思维等心理活动指向和集中于某一事物的能力。

（1）数字广度测验:方法是检查者说出一串数字,让受试者正向和逆向复述,能正确复述出的数字串最高位数为该受试者的复述数字位数。所有受试者均从 2 位数开始,每秒 1 数,每项最多 2 次检测（2 次数字不同）,通过一次即可加位;两次均失败则停止。按通过的数字位数记分。正常人数正向数字位数为(7±2),逆向数字位数为(6±2)。数字距缩小是注意障碍的一个特征,这往往和患者的年龄和文化水平有关(见表 2-2)。

表 2-2 注意广度检查表

正向复述	数字距	逆向复述	数字距
4 - 9	2	6 - 2	2
4 - 1	2	1 - 9	2
4 - 8 - 1	3	2 - 8 - 3	3
6 - 3 - 2	3	4 - 1 - 5	3
6 - 4 - 3 - 9	4	3 - 2 - 7 - 9	4
7 - 2 - 8 - 6	4	4 - 9 - 6 - 8	4
4 - 2 - 7 - 3 - 1	5	1 - 5 - 2 - 8 - 6	5
7 - 5 - 8 - 3 - 6	5	6 - 1 - 8 - 4 - 3	5
6 - 1 - 9 - 4 - 8 - 7	6	5 - 3 - 9 - 4 - 1 - 8	6
3 - 9 - 2 - 4 - 8 - 7	6	7 - 2 - 4 - 8 - 5 - 6	6
5 - 4 - 1 - 7 - 2 - 3	7	8 - 1 - 2 - 9 - 3 - 6 - 5	7
4 - 1 - 7 - 9 - 3 - 8 - 6	7	4 - 7 - 3 - 9 - 1 - 2 - 8	7
5 - 8 - 1 - 9 - 2 - 6 - 4 - 7	8	3 - 5 - 8 - 1 - 2 - 9 - 4 - 6	8
3 - 8 - 2 - 9 - 5 - 1 - 7 - 4	8	8 - 1 - 4 - 9 - 2 - 3 - 6 - 5	8
2 - 6 - 1 - 9 - 7 - 3 - 5 - 4 - 8	9		
7 - 2 - 8 - 3 - 5 - 1 - 6 - 9 - 4	9		
得分:		得分:	

（2）划消测验：有不同类型的划消测验，如数字、字母或符号的划消等。字母划消即在每行中有 52 个英文字母，共 6 行，每行有 18 个要划消的字母，随机地分散在每行字母中，要求被检者尽快地把目标字母划掉。如要求被检者划去下列字母中的"C"和"E"（见图 2-2）。患者测试完后，分别统计正确划消字母和错误的个数，并记录时间。根据下列公式计算患者注意的持久性或稳定性指数，并作为治疗前后的自身比较的指标。

指数＝总查阅数／划消时间×（正确划消数－错误划消数）／应划消数

BEIFHEHFEGICHEICBDACBFBEDACDAFCIHCFEBAFEACFCHBDCFGHE
CAHEFACDCFEHBFCADEHAEIEGDEGHBCAGCIEHCIEFHICDBCGFDEBA
EBCAFCBEHFAEFEGCHGDEHBAEGDACHEBAEDGCDAFCBIFEADCBEACG
CDGACHEFBCAFEABFCHDEFCGACBEDCFAHEHEFDICHBIEBCAHCHEFB
ACBCGBIEHACAFCICABEGFBEFAEABGCGFACDBEBCHFEADHCAIEFEG
EDHBCADGEADFEBEIGACGEDACHGEDCABAEFBCHDACGBEHCDFEHAIE

图 2-2　划消测验的字母列

（3）同步听觉连续加法测验（paced auditory serial addition test，PASAT）：测验时要求被检者将 60 对随机数字做加法。例如，检查者呈现下列数字"2-8-6-1-9……"，被检者在"8"后面开始做加法，即将后面一个数字加前面的数字并将答案写下，正确的反应是"10-14-7-10"。数字由录音机播放，数字播放的速度有 4 种，即每 1.2、1.6、2.0、2.4 秒呈现一个数字，每种速度均呈现 61 个数字，每一个正确反应得 1 分，故每种速度的最高得分是 60 分。

（4）符号数字模式测验（symbol digit modalities test，SDMT）：与韦氏记忆量表中的数字符号分测验相似，但呈现的是印刷好的符号，要求被检者将符号转化为数字。患者可以书写数字也可以口头报出数字，共 110 个符号，观察 90 秒内能写出或说出多少个数字。

（5）连线测验 A 部分：连线测验包含 A 和 B 两个部分，其中 A 部分采用一张印有 25 个小圆圈的纸，并标上数字 1～25，要求被检者尽快地将数字按顺序用直线连接 25 个圆圈，即 1-2-3-4……24-25。主要反映右侧大脑半球的功能。

3）执行功能

执行功能是人类智力水平的高度概括，涉及注意力、记忆力和运动技能的多方面内容，是综合能力的体现，是正确运用知识达到目的的能力，与日常生活的关系极为密切。

（1）威斯康星卡片分类测验（Wisconsin card sorting test，WCST）：反映推理和转换能力，给被检者展示 5 张卡片，包括 1 张随测验题目改变的应答卡和 4 张代表不同类型的刺激卡（见图 2-3）。分类原则设定为颜色➡形状➡数量，被检者不断尝试、分析、推理找到分类原则,并按照得出的正确分类原则连续进行10次正确分类。然后转换到下一个分类标准,若连续完成6组正确分类或用完128张卡片,则测试结束。评价指标包含总正确应答次数、错误应答次数、坚持性错误次数、非坚持性错误次数、总应答执行次数等。评分标准如下。

① 总应答数(Ra):128或是完成6个分类所用的应答数。正常值为60~128个,提示认知功能。

② 完成分类数(Cc):测查结束后所完成的归类数。其值范围为0~6个,提示认知功能,用来测量受试者掌握分类概念的程度。

③ 正确应答数(Rc):测查过程中正确的应答数目,即符合所要求应对原则的所有应答。

④ 错误应答数(Re):测查过程中错误的应答数目,即不符合所要求应对原则的所有应答。正常值≤45个,反映认知转移能力。

⑤ 正确应答百分比(RCP):即正确应答数占总应答数的百分比,反映抽象概括能力。

⑥ 完成第一个分类所需应答数(RF):完成第一个分类所需要的应答数。正常值为10~20个,高分提示抽象概括能力差,特别是最初概念形成能力差。

⑦ 概念化水平百分数(RFP):整个测查过程中,连续完成3~10个正确应答的总数占总应答数的百分比。正常值≥60%,低分提示概念形成的洞察力较差。

⑧ 持续性应答数(RP):指明知根据某一属性来分类是错误的,但是还是继续用这一属性来分类,它是WCST所有指标中提示有无脑损害以及是否有额叶局灶性损害的一项最好指标。正常值≤27个,反映认知转移能力。

⑨ 持续性错误数(RPE):指在分类原则改变后,受试者不能放弃旧的分类原则,固执地继续按原来的分类原则进行分类;它可反映概念形成,校正的利用和概念的可塑性等方面的问题,提示脑额叶功能损伤。

⑩ 持续性错误的百分数(RPEP):持续性错误占总应答数的百分比。正常值≤19%,高分提示脑额叶功能损伤。

⑪ 非持续性错误(NRPE):即总错误数与持续性错误数之差。正常值≤24个,高分提示注意力不集中或思维混乱。

⑫ 不能维持完整分类数(规则坚持失败FM):指测试过程中,连续完成5~9个正确应答的次数,即已发现分类规则但不能坚持完成分类的次数。正常值≤2个,高分指有一定的概念形成能力,但不能成功运用已经形成的概念进行操作。

⑬ 学习到学会(L-L):只有完成3个或3个以上的分类才能计算,即相邻两个分类阶段错误应答百分数差值的平均数。正常值≥-10个,低分表示不能

有效应用以往经验,提示学习能力有一定障碍。

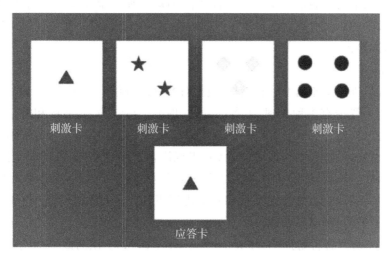

图2-3 威斯康星卡片分类测验示意图

(2) Stroop 测试(Stroop test):反映对干扰的抑制能力。测试共包括 3 张卡片,要求被检者:第一步,读 A 卡上的字;第二步,读 B 卡上斑点的颜色;第三步,读 C 卡上的字;最后一步,读 C 卡文字的颜色。记录被检者读 C 卡上字的颜色时的错误次数和反应时间(见图 2-4)。

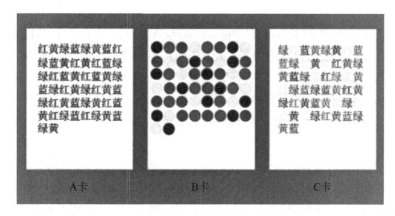

图2-4 Stroop 色字干扰测试示意图

(3) 词语流畅性测验(verbal fluency test,VFT):主要考察精神灵活性。要求受检者在 1 min 的时间内尽可能多地说出以"一"字开头和以"万"字开头的成语或俗语,两者之和为 VFT 的得分。

(4) 伦敦塔测验(Tower of London test,TOL):主要考察解决问题的能力。

被检者会同时看到 2 幅图片,每幅图片上有 3 种不同颜色的球摆放在 3 个桩上,但球的排列不同。通过移动其中一幅图中的球,可使 2 幅图完全相同,要求被检者说出最少的移动次数。记录规定时间内答对的题目数目。如果连续 5 次不正确,则测试停止。

4)语言

语言是进行交流的手段和工具,包括对文字的理解和运用,因脑部病变引起的语言能力受损有多种表现,患者的表达、理解、复述、命名、阅读和书写都可能受到损害。典型的 AD 患者早期的语言障碍表现为找词困难、命名障碍与流畅性下降,而复述、发音没有损害[26],接着出现语言空洞、理解能力轻度受损、书写障碍。随病情进展,阅读和书写能力进一步减退至重度 AD,患者出现刻板言语,最后发展为缄默。小血管性痴呆和其他皮层下性痴呆(如 PDD 等)患者的言语减少,语音低弱,理解和表达较好。

(1)波斯顿命名测验(Boston naming test,BNT):该测试限受试者文化程度初中及以上(受教育≥6 年),若用方言答对也记分。受试者看图 20 s 内正确命名图形则给分;若受试者未能讲出答案,可给予提示;每个答案如实记录,不管正确与否;提示后不得分。

命名障碍是痴呆患者的常见症状,而 BNT 是目前最常用的检测命名障碍的方法之一,可作为治疗前后随访的比较。研究表明,正常老年人的命名能力受到其年龄、性别和教育程度的影响,而 BNT 在识别 MCI 和 AD 上有不可估量的作用[27]。

(2)词语流畅性测验(verbal fluency test,VFT):VFT 是重要的神经心理学测试,在痴呆的临床检查中得到广泛的应用[28]。VFT 要求受检者在 1 min 的时间内尽可能多地说出以"一"字开头和以"万"字开头的成语或俗语,两者之和为 VFT 的得分。最近的研究显示,AD 患者的认知障碍与流畅性损害有密切关系,VFT 有益于 AD 患者的早期检测,且该测验方法简单易行,有重大的临床意义[29]。

(3)表征测验(token test):有多种形式和版本。常用的是用 20 个大小不同、共 5 种颜色的塑料片,要求被检者根据检查者的言语指令操作。操作的难易程度不同,能客观反映被检者的言语理解能力,判断其言语障碍及程度。

(4)各种版本的失语症检查法:如北京大学第一医院汉语失语成套测验(aphasia battery of Chinese,ABC)和北京医院汉语失语症检查法(Chinese aphasia examination)。其中 ABC 涉及语言表达、理解、复述、命名、阅读和书写 6 项功能,可对失语症进行系统评估,可以确定失语症的类型,从而有助于医师进行定位和定性诊断,在国内失语症的临床工作和研究中广泛应用。

5) 视空间和结构能力

当我们观察一个物品的时候,我们不仅想知道它是什么,还要知道它在哪里,即它的空间位置,这两方面的知识具有不同的相互独立的脑结构基础。

(1) 线段划消测验:被检者正对测试用纸,纸上呈现指向不同的线段数十条,要求被检者尽可能无遗漏的划去所有线段。单侧忽略的患者常划掉右侧空间线段而不划或少划左侧空间的线段。

(2) 线段等分:测试纸中央呈现一条水平线段(长度>5 cm),要求被检者根据自己的主观判断标出线段中点。左侧空间忽略的患者主观中点常常向右侧偏移,即主观中点位于客观中点右方。偏移程度与忽略严重程度相关。

(3) 面孔再认测验:前期初步采用问卷调查、新旧面孔再认测试、名人面孔再认测试,后期采用面孔辨别测验、面孔倒置测验、侧向面孔辨别测验、整体形状加工能力测验。

(4) Hooper 视觉组织测验:本测验检查将分离的片断画组织成整体的视觉空间感知能力,提供了一种单独检查其知觉成分的方法。本套测验共有 30 张图片(见图 2-5),回答完全正确得 1 分,回答出某些名称得 0.5 分,总分 30 分。

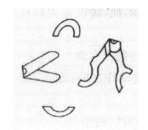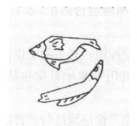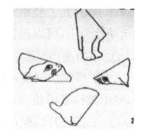

图 2-5 Hooper 视觉组织测验示意图

(5) 画钟测验:要求被检者凭记忆画出完整钟面并在正确位置标注出 12 个刻度。画出完整闭锁的表盘得 1 分;表盘上 12 个数字顺序正确,无遗漏得 1 分;在表盘上数字分配的位置正确得 1 分;指针分配的位置正确得 1 分。0 分~2 分表明认知功能水平下降。Heinik 等的研究显示,画钟测验联合 MMSE 能提高痴呆的检出率[30]。

AD 患者早期会出现视空间功能障碍,患者不能准确地临摹立体图形,不能正确地按照图示组装积木。至中期,患者临摹简单的二维图形发生错误,在生活中不能判断物品的确切位置。视空间功能损害在 DLB 患者中更为严重。研究发现 DLB 患者的视知觉和空间结构能力明显差于 AD 和帕金森病患者,而且和视幻觉有关[31]。与严重度相似的 AD 患者比较，DLB 患者临摹交叉五边形（MMSE 的一个项目）的能力明显下降[32]。总之，视空间结构功能受损是痴呆的常见症状，应尽可能对所有痴呆患者进行该项功能的评估。

6）运用

失用症又称为运用不能症。传统的失用症包括意念性失用、意念运动性失用和肢体运动性失用，根据失用症的表现特征又增加了颊面性失用、结构性失用及穿衣失用等类型。

（1）意念性失用的评估：不能模仿和按口令完成动作，不能理解动作的概念或对动作进行正确的描述，也不会自发地完成习惯性动作。要求被检者完成寄信操作，包括折叠信纸放入信封、写地址、贴邮票等一系列动作，意念性失用患者表现为动作步骤和挑选工具错误。

（2）意念运动性失用的评估：意念运动性失用的患者不能执行运动口令，也不能准确模仿他人的动作或手势，但将某种工具交给患者时，患者可自动完成使用工具的动作。如让患者演示擦脸的动作，患者会表情茫然，但将其脸上滴上水滴，再将毛巾交给他时，患者会自动完成擦脸的动作。

（3）肢体运动性失用的评估：一般表现为上肢远端的精细运动障碍，如不能写字、扣衣、擦燃火柴等。可采用精细运动进行测试。患者在没有运动功能障碍的条件下，对其上肢精细运动功能进行测试，如表现动作笨拙、缓慢等为存在肢体运动性失用，可以进行以下测试。

① 手指敲击试验：令被检者用一只手的手指快速连续敲击桌面。

② 手指模仿试验：检查者用手演示日常生活常用的动作、如拧瓶盖、洗手等，要求被检者模仿。

③ 手指轮替试验：令被检者快速地进行前臂的旋前、旋后动作。

（4）颊面性失用的评估：患者不能按照指令完成或模仿颜面部的习惯性动作。要求被检者做伸舌、咳嗽、鼓腮、眨眼、吹口哨、吹灭燃烧的火柴等动作，颊面性失用的患者表现为做出错误的动作，但在无意识的情况下，却可以出现这些动作。

（5）结构性失用的评估：患者丧失了对任务的空间分析能力，不能理解部分与整体的关系。结构性失用在日常生活中不容易发现，只有在特定的情况下（绘图、建筑或组装玩具）才可能成为问题。要求受试者复制二维的平面几何图形，如相互交叉的五边形或三维几何图形如立方体等，结构性失用患者表现为不能按照要求完成图像制作。

（6）穿衣失用的评估：表现为不能辨认衣服的上下、前后、里外，自己不能穿衣服，找不到袖口及扣眼，常错位系扣、两条腿穿入一条腿中。检查时观察患者的穿衣过程,是否能够分清衣服上下、里外的关系,是否与身体的相应部位对应。

　　研究发现,皮层性痴呆和皮层下痴呆均会出现失用症的情况[33],有失用症的AD患者病情发展速度更快[34]。失用症是皮层基底节变性的突出症状之一,也是诊断该病的核心特征[35],患者会出现观念性失用和运动性失用等各种类型,临床表现为随意运动和模仿动作困难,如不能按指令伸舌、不能穿衣及使用工具困难。

　　7) 社会认知

　　社会认知是关于个体之间信息的编码、储存、提取和加工。研究社会认知的目的是通过认知加工理论理解社会心理学现象的内在逻辑,它涉及社会刺激的感知、判断和记忆,信息加工的社会与感情因素的作用,认知过程的行为预后与人际关系结局。这个研究水平可以是个人内心世界的、个体之间的,也可以是团体内部、团体之间的。

　　心理理论是指个体对自己和他人心理状态(信念、愿望、意图及情绪等)的理解,并据此对行为做出预测和理解,是一种重要的认知能力。评估方法包括错误信念认知测验、失言理解测验、决策认知测验、骰子游戏任务、反语理解测验及面部加工、眼区复杂人际情绪识别测验等(见图2-6)[36,37]。

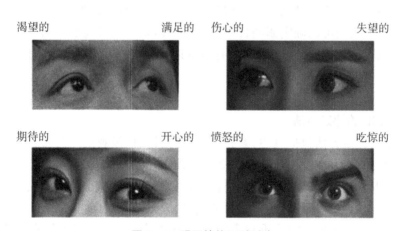

渴望的　　　　　满足的　　伤心的　　　　　　失望的

期待的　　　　　开心的　　愤怒的　　　　　　吃惊的

图 2-6　眼区情绪识别测试

　　关于血管性认知障碍所致的社会认知障碍研究众多。Bertoux 发现经典的执行功能测验,如威斯康星卡片分类测验、言语流畅性测验、连线测验未能检出损害早期的行为变异型 FTD 患者,而社会认知评估却可以快速有效地检出功能异常,与轻度 AD 患者、抑郁症患者、正常对照组有显著差异[38]。在最新的血管性认知障碍专家共识中,社会认知是必须评估的认知方面[39]。

二、日常生活活动能力评估

1. 日常生活活动能力的概念

日常生活活动能力(ADL)是指个人为了满足日常生活需求每天所进行的必要活动,分为基础性日常生活活动能力(basic activities of daily living,BADL)或躯体性日常生活活动能力(physical activities of daily living,PADL)和工具性日常生活活动能力(instrumental activity of daily living,IADL)。BADL 是人维持基本身体需求每日反复进行的活动,包括自理和功能性移动两类活动,自理包括穿衣、洗漱、进食等,功能性移动包括转移、驱动轮椅、行走、上下楼梯等[40]。IADL 是允许个体在社区独立生活的活动,包括烹饪、清洁、交通及理财等。虽然对于基本生活而言不是必需的,但执行 IADL 可以显著改善生活质量[41]。日常生活独立是 MCI 和痴呆诊断中必须涉及的,MCI 是正常认知和痴呆的过渡阶段,认知功能存在一定功能损害,但日常生活不受影响,而痴呆则是存在多种认知功能受损(记忆功能伴随着执行或语言功能等),日常生活呈不同程度依赖[42]。

2. ADL 的评定目的

通过对 ADL 进行评估,可以为 MCI 和痴呆诊断提供依据,通过日常生活活动独立程度,我们可以确定哪些日常生活活动需要帮助及需要帮助的程度。另外,也可以为制定康复目标和康复治疗方案以及观察疗效提供依据,对环境改造也能提供一定参考。

3. ADL 的评定方法

基本的评定方法包括自述、家属/看护者报告、直接观察。在无法进行直接观察时,自述或家属/看护者报告是较为方便的。值得注意的是被评估者的认知状态,认知功能相对完整的人可采用自述,否则结果偏差较大;家属或看护者虽然了解被评估者的生活状况,但是可能会高估/低估其功能,也会使结果产生偏差[43]。不过,对认知功能严重损害的人来说,家属/看护者报告较自述更为准确[44]。直接观察是指评估人员直接观察被评估者 ADL 的实际完成情况进行评定,观察场所可以是实际生活环境或 ADL 评定室,该评估室模拟家庭环境,配备有必要的家具、厨具、卫生设备、家用电器及通信设备等。但是在实际生活环境与 ADL 评定室中被评估者的 ADL 表现可能有所不同,可能在医务人员面前会"表现得更独立",因此需要考虑环境因素对 ADL 的影响[40]。在诊断认知功能时常用的 ADL 评估量表为改良 Barthel 指数(modified Barthel index,MBI)、Katz

指数(the Katz index)、功能独立性测量(functional independence measurement，FIM)、躯体性自理能力量表(physical self-maintenance scale，PSMS)及 LB - IADL(Lawton-Brody - IADL)量表。

(1) BADL 评估量表。

改良 Barthel 指数在 Barthel 指数的基础上将 2 分、3 分、4 分制改为 5 分制，评定更加简单，灵敏度更高，使用广泛，包括大小便、穿衣、吃饭、修饰、行走及上下楼梯等 10 项，根据需要帮助的程度进行评分。总分 100 分，91~99 分为极小依赖，75~90 分为轻度依赖，50~74 分为中度依赖，25~49 分为重度依赖，0~24 分为完全依赖[45]。

Katz 指数包括洗澡、穿衣、去洗手间、转移、控制二便和吃饭 6 项，得分为 0~6，≥1 分即为依赖[46]。与 Barthel 指数相比更适合需要长期护理的老人，对轻症患者功能变化的敏感性较差[47]。

FIM 除了基本的 ADL 外还包含社会认知和交流共 6 个领域 18 个项目，每项得分 1~7 分(独立完成 7 分，借助辅具完成 6 分，监督提示完成 5 分，最少接触性帮助 4 分，中等帮助 3 分，最大帮助 2 分，完全帮助 1 分)，运动 FIM 总分 91 分，认知 FIM 总分 35 分[48]，较 Barthel 指数和 Katz 指数更全面，在反映功能障碍程度方面更详细，敏感度更高[43]。

PSMS 量表包括进食、如厕、穿衣、梳洗、移动和洗澡 6 项，采用 1~4 级评分，单项分 1 分为正常，2~4 分为功能下降，与 Katz 指数类似，对轻症患者功能变化的敏感性较差[49]。通常与 IADL 量表合用，总分为 14~56 分，有 2 项或以上≥3 分或总分≥26 分，为功能有明显障碍[50]。总分 24 分，PSMS＋IADL 若＞16 分考虑存在功能下降。

(2) IADL 评估量表。

LB - IADL 量表包括使用电话、备餐、洗衣服及服用药物等 8 项，总分 0~8 分，女性＜8 分和男性＜5 分为依赖[51]。虽然具有较好的一致性和重测信度，但是不能全面反映受试者功能状况，存在地板效应[52]。另外，和 PSMS 同为 Lawton 及 Brody 编制，可以联合使用。

三、行为和心理症状评估

行为和心理症状(BPSD)是痴呆患者常出现的知觉、思想内容、情绪和行为时长的迹象和症状，包括情感症状、精神病症状、非侵略性躁动、易怒、徘徊、兴奋和睡眠问题[53]。BPSD影响约 90% 的痴呆患者，不仅造成亲属和病患之间交流和关系的变化，也增加了亲属对痴呆患者行为的误解，造成患者和家属双方的痛苦,并与住院期延长、药物滥用和医疗成本增加有关[54,55]。另外,MCI的患者出现精神行为症状也是促使其向痴呆转化的危险因素[56]。因此,BPSD的评估对后续照护及治疗方案有着重要作用。

BPSD的临床表现通常分为精神状态和社会行为异常。精神状态主要在与患者及亲属交谈的情况下进行评估,包括抑郁、焦虑、幻觉及妄想等;社会行为通常根据对患者行为的观察来确定,包括攻击、尖叫、躁动、徘徊及睡眠障碍等[53]。综合评估痴呆的精神行为症状常用神经精神量表(neuropsychiatric inventory,NPI)、AD行为病理评定量表(behavioural pathology in Alzheimer disease rating scale,BEHAVE - AD)、CERAD痴呆行为评定量表(consortium to establish a registry for Alzheimer disease/behavior rating scale for dementia,CERAD/BRSD)。评估痴呆患者的抑郁和焦虑,常用的量表为汉密尔顿抑郁量表(Hamilton depression rating scale,HDRS)和汉密尔顿焦虑量表(Hamilton anxiety rating scale,HARS)。

BPSD评估量表:

(1) NPI评估神经精神症状的频率和严重程度,包括12种症状:妄想、幻觉、躁动、抑郁、焦虑、欣快、情感淡漠、去抑制、易怒、精神运动改变、睡眠改变和饮食改变。按照频率(4级)和严重程度(3级)分级,每种症状用频率和程度的乘积得分,范围为0~12分,总分最高为144分[57]。由于痴呆患者不能很好地描述其症状,在就诊过程中可能表现正常,医师作为评估人员也可能低估其评分,针对被评估者的结构化访谈较为合适。

(2) BEHAVE - AD评估偏执和妄想、幻觉、活动干扰、攻击性、昼夜节律紊乱、情感症状、焦虑和恐惧症7类症状,对症状是否存在及其严重程度评分,范围为0~45分[58],能有效评估痴呆患者的行为和精神症状,但不能评估FTD的行为变化如淡漠、脱抑制和情绪不恰当。

(3) CERAD痴呆行为评定量表评估抑郁、精神病症状、自我调节能力不足、易怒/躁动、植物人特征、淡漠、攻击性和情绪不稳等46项,范围为0~164分[59]。CERAD/BRSD较NPI和BEHAVE - AD篇幅更长,细节更多。

(4) HDRS是最常用的抑郁症严重程度、抗抑郁疗效评估的他评量表,分为焦虑/躯体化、体重、认知障碍、日夜变化、阻滞、睡眠障碍、绝望感7项,范围为0~28分,8~13分为轻度抑郁,14~18分为中度抑郁,19~22分为重度抑郁,≥23分为非常严重的抑郁[60]。

(5) HARS是他评量表,包括躯体性焦虑和精神性焦虑两类,共14个项目,范围为0~56分,≤6分为无焦虑,>7分为可能焦虑,>14分为可定焦虑,>21分为明显焦虑,>29分为严重焦虑[61]。

第二节 认知障碍评估的流程和注意事项

尽管认知障碍多数不能逆转,但在早期阶段进行诊断并给予有效干预能够阻止部分 MCI 患者进展为痴呆,通过药物和非药物干预手段能够延长 AD 患者的寿命,优化患者和照料者的生活质量,降低社会经济负担。因此,认知障碍的早期评估和筛查至关重要。

一、MCI 的评估流程和注意事项

所有怀疑患有 MCI 的患者都应接受全面的病史和体格检查,重点是认知功能、功能状态、药物、神经或精神异常以及实验室检查。主要目标是将 MCI 与正常的衰老或痴呆区分开来,并识别由其他情况(例如,抑郁症、药物作用、甲状腺疾病和维生素 B_{12}/叶酸缺乏症)导致的 MCI 的潜在可逆形式[62]。MCI 的诊断流程图如图 2-7 所示。

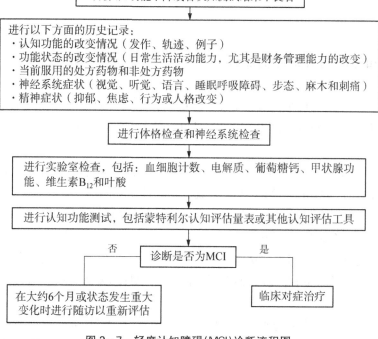

图 2-7 轻度认知障碍(MCI)诊断流程图

二、痴呆的评估流程和注意事项

首先,根据痴呆的定义和诊断标准明确患者是否为痴呆。既往智能正常,但之后出现获得性认知功能下降(记忆力障碍,并有失语、失用、失认和抽象思维或判断力中至少一项障碍),且妨碍患者的社会活动或日常生活时,可拟诊痴呆(建议认知功能障碍最好由神经心理学评估客观证实)。最后还应排除意识障碍、谵妄、假性痴呆(抑郁等导致)、短暂意识混乱和智能下降(药物、毒物等导致)等,方可确定诊断。

其次,确定痴呆类型(病因诊断)。诊断为痴呆后,要结合患者认知障碍的起病形式、各认知域和精神行为损害的时间顺序、病程发展特点以及既往病史和体格检查提供的线索,对痴呆的病因做出初步判断,然后选择合适的辅助检查,最终确定痴呆综合征的病因。病因学诊断步骤可分为以下几步:①皮层性特征或皮层下特征;②有无多发性缺血性发作的特征;③有无运动障碍;④有无明显的情感障碍;⑤有无脑积水。根据上述痴呆诊断步骤,可确定大多数痴呆患者的病因。痴呆应根据相应的国际通用诊断标准进行诊断。

最后,依据临床表现、日常生活活动能力受损情况、认知功能评估结果等确定痴呆的严重程度。常用临床痴呆评定量表或总体衰退量表做出严重程度的诊断。

三、认知障碍的分级评估流程

上述 MCI 以及痴呆的评估,都是根据个体而言。对于整个老龄社会而言,可以采用漏斗式流程(见图 2-8)进行认知分级评估诊断,以减轻医疗负担、有效利用医疗资源[63]。

其中,基础社区版是指对于有风险者可以进行"初步筛查",该部分由社区卫生工作者借助 MMSE 及 MoCA 来完成。基础社区版的优点:①适用人群广泛;②获取服务相对快速、简便,评估耗时 15~20 min,社区医师诊断约 10 min;③能够初步了解是否患病以及患病的严重程度;④提供进一步的体检所需要的建议,每年规范进行也可早期发现认知障碍。缺点在于:①可能会遗漏部分已经患病或者潜在患病的人群;②无法确定认知障碍的类型;③无法获取针对性的预防和干预的意见。

标准专业版的使用场所在记忆门诊或病房,由精神科、老年科或神经内科开设。主要包括更详细的病史采集、40~90 min 的神经心理评估,结合实验室检

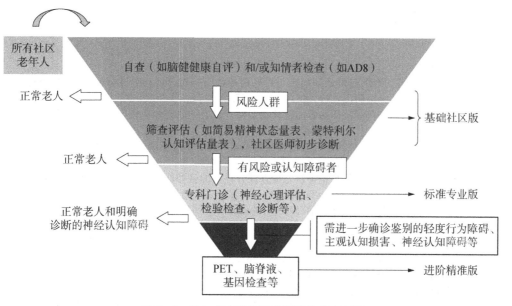

图 2-8　认知障碍的分级评估漏斗式流程图

查、头颅结构磁共振检查及其他辅助检查等,能够更准确地作出诊断和鉴别诊断。该版本实施的主体是老年神经认知障碍领域的医师,需要丰富的临床经验,同时具有经过标准化培训的神经心理评估团队。标准专业版本的优点:①通过全面的病史采集、评估、辅助检查及专业的诊断能够发现一些可逆转的认知功能障碍;②能够对认知功能障碍进行诊断分类及严重程度的判断,判定属于轻度认知障碍还是重度认知障碍;③根据分类获得专业医师的指导,制订有效的预防、干预、治疗及护理策略。缺点在于:①专业机构和专业人员相对匮乏,而需要该项服务的人群数量庞大;②耗时比较长;③无法精确判定疾病阶段与疾病类型。

　　进阶精准版是利用前沿的,且在临床上还未广泛开展的方法进行诊断。除专业医师的评估和诊断外,还包括 PET、功能磁共振、SPECT 等影像学检查,以及脑脊液生物标志物检测和基因检测。进阶精准版实施的主体为科研机构,因为需要完善的设备、技术。实施的对象为受试者和有这类需求的人。精准版的优点在于:①能够早期甚至在未发病时就能发现认知障碍,提供精准的诊断,为预防抢得时间上的优势;②SPECT、PET 检查能够对磁共振无法发现大脑结构改变的患者进行早期鉴别诊断,鉴别是额颞叶变性、AD 还是路易体病等;③能够预测 MCI 的转归和疾病进展的速度。缺点在于:①无论是 PET、基因检测还是脑脊液检测费用均较高;②脑脊液需要行腰椎穿刺,属于一种有创检查,常引起患者焦虑等。尽管腰椎穿刺是一项非常成熟和普遍的检查手段,出现严重不良反应的概率极低;③需要建立在专业评估的基础之上;④过早预测可能的痴呆存在伦理学的争议。

参考文献

[1] 俞璐,李敏玲,夏明.轻度认知损害与简易精神状态检查分项相关性分析及其中医防治研究[J].吉林中医药,2019,39(6):763-767.

[2] 周小炫,谢敏,陶静,等.简易智能精神状态检查量表的研究和应用[J].中国康复医学杂志,2016,31(6):694-696,706.

[3] 廖远航.简易智能精神状态检查量表在老年痴呆患者中的应用研究[J].世界最新医学信息文摘,2018,18(11):26-27.

[4] 张一,张瑜,王涯,等.简易精神状态检查评分正常的脑外伤患者行为记忆测评分析[J].中国康复理论与实践,2019,25(3):294-297.

[5] 陈宁,何俐.蒙特利尔认知评估(MoCA)的研究和应用概况[J].中国神经精神疾病杂志,2009,35(10):632-634.

[6] 赵梅珍,徐晓云,张蔚,等.蒙特利尔认知评估在轻度认知障碍转化随访研究中的应用[J].中外医学研究,2019,17(30):180-182.

[7] 唐煜,郝单单,秦玮婷,等.轻度阿尔茨海默病患者年龄对蒙特利尔认知评估量表基本版得分的影响[J].首都医科大学学报,2019,40(4):652-655.

[8] 晏斌,李品群.神经心理学评估应用于阿尔茨海默病诊疗价值简述[J].临床医药文献电子杂志,2019,6(86):198.

[9] 黄娴娴,何敏超.阿尔茨海默病评定量表在我国的研究进展[J].医学综述,2017,23(16):3202-3206.

[10] 中国痴呆与认知障碍诊治指南写作组,中国医师协会神经内科医师分会认知障碍疾病专业委员会.2018中国痴呆与认知障碍诊治指南(三):痴呆的认知和功能评估[J].中华医学杂志,2018,98(15):1125-1129.

[11] Ylikoski R, Jokinen H, Andersen P, et al. Comparison of the Alzheimer's Disease Assessment Scale Cognitive Subscale and the Vascular Dementia Assessment Scale in differentiating elderly individuals with different degrees of white matter changes. The LADIS Study [J]. Dement Geriatr Cogn Disord, 2007,24(2):73-81.

[12] 奚继明,左莉,冯丽,等.老年脑白质病变患者120例的认知功能障碍状况及其相关性研究[J].解放军预防医学杂志,2019,37(12):79-80.

[13] 中国老年医学学会认知障碍分会.临床痴呆评定量表简体中文版[J].中华老年医学杂志,2018,37(4):367-371.

[14] 杨渊韩,贾建军,Morris J.临床痴呆评估量表的应用[J].中华老年医学杂志,2018,37(4):365-366.

[15] 刘瑾,丁桃.轻度认知功能障碍诊断标准及神经心理学量表评定的研究进展[J].心理月刊,2019,14(20):234-236.

[16] Pontone G M, Palanci J, Williams J R, et al. Screening for DSM-IV-TR cognitive disorder NOS in Parkinson's disease using the Mattis Dementia Rating Scale [J]. Int J Geriatr Psychiatry, 2013,28(4):364-371.

[17] Pirogovsky E, Schiehser D M, Litvan I, et al. The utility of the Mattis Dementia Rating Scale in Parkinson's disease mild cognitive impairment [J]. Parkinsonism Relat Disord, 2014,20(6):627-631.

[18] 吴越,程灶火,汤莉,等.快速认知筛查测验识别老年轻度认知功能障碍的效果[J].中国老年学杂志,2017,37(7):1760-1762.

[19] 龚耀先.H.R.成人成套神经心理测验在我国的修订[J].心理学报,1986(4):433-442.

［20］恽晓平,郭华珍,陈巍.洛文斯顿作业疗法用认知评定成套测验的应用研究[J].中国康复理论与实践,1999,5(3):110-113,120.

［21］Cooper S, Greene J D. The clinical assessment of the patient with early dementia [J]. J Neurol Neurosurg Psychiatry, 2005,76(Suppl 5): v15-24.

［22］Lachner G, Engel R R. Differentiation of dementia and depression by memory tests. A meta-analysis [J]. J Nerv Ment Dis, 1994,182(1): 34-39.

［23］He J, Iosif A M, Lee D Y, et al. Brain structure and cerebrovascular risk in cognitively impaired patients: Shanghai Community Brain Health Initiative-pilot phase [J]. Arch Neurol, 2010,67(10): 1231-1237.

［24］Tierney M C, Yao C, Kiss A, et al. Neuropsychological tests accurately predict incident Alzheimer disease after 5 and 10 years [J]. Neurology, 2005,64(11): 1853-1859.

［25］王健,邹义壮,崔界峰,等.韦克斯勒记忆量表第四版中文版(成人版)的修订[J].中国心理卫生杂志,2015,29(1):53-59.

［26］Weiner M F, Neubecker K E, Bret M E, et al. Language in Alzheimer's disease [J]. J Clin Psychiatry, 2008,69(8): 1223-1227.

［27］郭起浩,洪震,史伟雄.Boston命名测验在识别轻度认知损害和阿尔茨海默病中的作用[J].中国心理卫生杂志,2006,20(2):81-84.

［28］钟洁静,王黎萍.阿尔茨海默病言语流畅性损害研究[J].中风与神经疾病杂志,2010,27(5):410-412.

［29］何凤梅.阿尔茨海默病检测中词语流畅性测验的诊断价值[J].大家健康,2015,9(23):48-49.

［30］Heinik J, Solomesh I, Bleich A, et al. Are the clock-drawing test and the MMSE combined interchangeable with CAMCOG as a dementia evaluation instrument in a specialized outpatient setting [J]. J Geriatr Psychiatry Neurol, 2003,16(2): 74-79.

［31］Mori E, Shimomura T, Fujimori M, et al. Visuoperceptual impairment in dementia with Lewy bodies [J]. Arch Neurol, 2000,57(4): 489-493.

［32］Cormack F, Aarsland D, Ballard C, et al. Pentagon drawing and neuropsychological performance in dementia with Lewy bodies, Alzheimer's disease, Parkinson's disease and Parkinson's disease with dementia [J]. Int J Geriatr Psychiatry, 2004,19(4): 371-377.

［33］Kramer J H, Duffy J M. Aphasia, apraxia, and agnosia in the diagnosis of dementia [J]. Dementia, 1996,7(1): 23-26.

［34］Yesavage J A, Brooks J O 3rd, Taylor J, et al. Development of aphasia, apraxia, and agnosia and decline in Alzheimer's disease [J]. Am J Psychiatry, 1993,150(5): 742-747.

［35］Boeve B F, Lang A E, Litvan I. Corticobasal degeneration and its relationship to progressive supranuclear palsy and frontotemporal dementia [J]. Ann Neurol, 2003,54(Suppl 5): S15-19.

［36］Johnen A, Tokaj A, Kirschner A, et al. Apraxia profile differentiates behavioural variant frontotemporal from Alzheimer's dementia in mild disease stages [J]. J Neurol Neurosurg Psychiatry, 2015,86(7): 809-815.

［37］Sturm V E, McCarthy M E, Yun I, et al. Mutual gaze in Alzheimer's disease, frontotemporal and semantic dementia couples [J]. Soc Cogn Affect Neurosci, 2011,6(3): 359-367.

［38］Bertoux M, Delavest M, de Souza L C, et al. Social Cognition and Emotional Assessment differentiates frontotemporal dementia from depression [J]. J Neurol Neurosurg Psychiatry, 2012,83(4): 411-416.

[39] Sachdev P, Kalaria R, O'Brien J, et al. Diagnostic criteria for vascular cognitive disorders: a VASCOG statement [J]. Alzheimer Dis Assoc Disord, 2014, 28(3): 206 - 218.

[40] 恽晓平. 康复疗法评定学[M]. 北京: 华夏出版社, 2014.

[41] Guo H J, Sapra A. Instrumental Activity of Daily Living [M]. Treasure Island(FL): StatPearls Publishing, 2020.

[42] Arvanitakis Z, Shah R C, Bennett D A. Diagnosis and management of dementia: review [J]. JAMA, 2019, 322(16): 1589 - 1599.

[43] Mlinac M E, Feng M C. Assessment of activities of daily living, self-care, and independence [J]. Arch Clin Neuropsychol, 2016, 31(6): 506 - 516.

[44] Miller L S, Brown C L, Mitchell M B, et al. Activities of daily living are associated with older adult cognitive status: caregiver versus self-reports [J]. J Appl Gerontol, 2013, 32(1): 3 - 30.

[45] Perez-Sousa M A, Venegas-Sanabria L C, Chavarro-Carvajal D A, et al. Gait speed as a mediator of the effect of sarcopenia on dependency in activities of daily living [J]. J Cachexia Sarcopenia Muscle, 2019, 10(5): 1009 - 1015.

[46] SO E S, Chan I T, Lobo Santos M A, et al. Impact of thyroid status and age on comprehensive geriatric assessment [J]. Endocrine, 2014, 47(1): 255 - 265.

[47] Hartigan I. A comparative review of the Katz ADL and the Barthel Index in assessing the activities of daily living of older people [J]. Int J Older People Nurs, 2007, 2(3): 204 - 212.

[48] Toots A, Littbrand H, Lindelof N, et al. Effects of a high-intensity functional exercise program on dependence in activities of daily living and balance in older adults with dementia [J]. J Am Geriatr Soc, 2016, 64(1): 55 - 64.

[49] Lawton M P, Brody E M. Assessment of older people: self-maintaining and instrumental activities of daily living [J]. Gerontologist, 1969, 9(3): 179 - 186.

[50] 吉慧聪, 张伟宏, 孙丹, 等. 社区老年人认知功能现状及其影响因素[J]. 中国老年学杂志, 2017, 37(16): 4140 - 4142.

[51] Gonzalez-Zabaleta J, Pita-Fernandez S, Seoane-Pillado T, et al. Dependence for basic and instrumental activities of daily living after hip fractures [J]. Arch Gerontol Geriatr, 2015, 60(1): 66 - 70.

[52] 杨茗, 蒋皎皎, 罗理, 等. 基于老年人群编制的失能评估量表[J]. 中国康复医学杂志, 2014, 29(4): 395 - 398.

[53] Finkel S I, Costa e Silva J, Cohen G, et al. Behavioral and psychological signs and symptoms of dementia: a consensus statement on current knowledge and implications for research and treatment [J]. Int Psychogeriatr, 1996, 8(Suppl 3): 497 - 500.

[54] Feast A, Orrell M, Charlesworth G, et al. Behavioural and psychological symptoms in dementia and the challenges for family carers: systematic review [J]. Br J Psychiatry, 2016, 208(5): 429 - 434.

[55] Black W, Almeida O P. A systematic review of the association between the behavioral and psychological symptoms of dementia and burden of care [J]. Int Psychogeriatr, 2004, 16(3): 295 - 315.

[56] Kohler C A, Magalhaes T F, Oliveira J M, et al. Neuropsychiatric disturbances in mild cognitive impairment (MCI): a systematic review of population-based studies [J]. Curr Alzheimer Res, 2016, 13(10): 1066 - 1082.

[57] Nunes P V, Schwarzer M C, Leite R E P, et al. Neuropsychiatric inventory in

community-dwelling older adults with mild cognitive impairment and dementia [J]. J Alzheimers Dis，2019，68(2)：669 - 678.

[58] Sampson E L，White N，Lord K，et al. Pain，agitation，and behavioural problems in people with dementia admitted to general hospital wards：a longitudinal cohort study [J]. Pain，2015，156(4)：675 - 683.

[59] Tractenberg R E，Patterson M，Weiner M F，et al. Prevalence of symptoms on the CERAD behavior rating scale for dementia in normal elderly subjects and Alzheimer's disease patients [J]. J Neuropsychiatry Clin Neurosci，2000，12(4)：472 - 479.

[60] Fournier J C，DeRubeis R J，Hollon S D，et al. Antidepressant drug effects and depression severity：a patient-level meta-analysis [J]. JAMA，2010，303(1)：47 - 53.

[61] 李广智. 焦虑障碍[M]. 北京：中国医药科技出版社，2009.

[62] Langa K M，Levine D A. The diagnosis and management of mild cognitive impairment：a clinical review [J]. JAMA，2014，312(23)：2551 - 2561.

[63] 钱时兴，丘家源，李霞. 中国神经认知障碍分级评估诊断方案[J]. 重庆医科大学学报，2019，44(4)：397 - 400.

第三章

认知障碍的康复治疗方法

第一节　运动疗法

运动疗法是认知障碍预防与康复的重要手段之一，与需要花费巨大公共成本的临床药物治疗相比，运动疗法具有其独特的优势。越来越多的证据表明，运动疗法可以增强神经可塑性，改善认知功能和日常生活能力，降低神经精神症状的发生率，通过许多复杂的机制在认知障碍的预防与康复中起到重要作用。本节将通过运动疗法应用的理论依据、比较不同类型运动疗法对认知功能的影响等，介绍其在认知障碍预防与康复中的应用。

一、运动疗法在认知障碍预防与康复中应用的理论依据

随着年龄的增长，日常锻炼、社交活动等身体活动机会逐渐减少。运动的缺乏被认为与脑容量组织丢失有关，许多研究证据表明：运动疗法确实有益于认知功能，但其潜在的分子机制结论尚未统一[1]。最近，在老年人群中的研究提到了一些潜在的介质，包括增加生长因子(神经营养和血管)的产生，这有助于通过促进新的生长和发育来维持大脑和脑血管系统的结构完整性。运动使脑血流量(cerebral blood flow，CBF)调节改善，帮助充足脑氧合，有助于使大脑保持最佳生理状态，改善认知功能。一项为期6个月的阻力训练和有氧训练的随机试验发现，舌回3个皮层区域的功能和血流动力学活动得到改善。认知和脑血管功能会随着老龄化而逐渐下降。因此，在老年人群中更容易实现这些方面的改善，并且改善空间也相对较大[2]。

另一方面，衰老过程或其他疾病导致的认知障碍与细胞的氧化过程也有紧密联系，如在AD患者中能够发现抗氧化防御能力下降和与β淀粉样蛋白相关的代谢异常(在大脑和血液中)，导致氧化前失衡，氧化应激水平异常。中枢神经-

视觉系统对异常氧化应激十分敏感,即氧化应激增加的损伤加速了认知能力下降。另一项前瞻性研究也表明,血清中的主要变化如脂质过氧化增加和血清抗氧化剂缺乏对识别有认知能力下降风险的受试者具有一定的预测价值。这些变化可能与神经退行性改变的过程有关[3]。而在对改善氧化应激过程的尝试中,维生素 C、维生素 E 的补充效果不大,其对血清抗氧化能力的贡献很小,这可能是由几个因素造成的。维生素 E 补充剂通常由 α-生育酚组成;人们注意到血清 α-生育酚水平升高会降低其他形式维生素 E 的循环水平,特别是 γ-生育酚。此外,虽然维生素 E 是一种有效的抗氧化剂,但它形成了反应性中间产物,必须回收到活性形式,这一过程受到共抗氧化剂的可用性的限制。由于这些机制的结果,单独补充维生素 E(特别是在通常应用的超生理剂量下)不太可能提高血清抗氧化能力或降低血脂氧化。而相比之下,运动疗法能够较为有效地减少活性氧(reactive oxygen species,ROS)和氧化应激,使抗氧化酶如超氧化物歧化酶(superoxide dismultase,SOD)和谷胱甘肽过氧化物酶(glutathione peroxidase,GPX)的活性增加,这可能是改善记忆和认知功能的原因[4]。一项小鼠试验发现运动能够导致额叶皮层、海马水平皮层和海马的细胞外 β 淀粉样蛋白斑块减少,而其是许多认知障碍疾病诊断的关键蛋白。短期运动后,通过淀粉样前体蛋白加工过程的改变来介导这一反应,即短期运动后标志认知障碍疾病的关键蛋白减少,这种作用可能是通过淀粉样前体蛋白的处理和运动调节的神经元代谢变化来完成的,最终改善了学习和记忆能力。此外,长期运动还提高了动物在 Morris 水迷宫中的学习率[5]。

此外,运动是包括脑源性神经营养因子(brain derived neurotrophic factor,BDNF)、胰岛素样生长因子-1(insulin-like growth factor-1,IGF-1)和血管内皮生长因子(vascular endothelial growth factor,VEGF)在内的神经营养因子的重要调节因子。有研究认为 BDNF 在突触形成、神经可塑性和学习记忆的发展中起着极其重要的作用,而运动可以上调 BDNF 的表达,也可以调节下游信号通路;运动后也发现了 11 个脑区的激活强度显著降低,这表明运动干预可以提高神经效率;同时,运动调节的其他主要神经营养素是 IGF-1 和 VEGF,它们对神经生长和大脑营养的供应至关重要[6]。运动对胆碱能系统的调节作用也需要引起重视,胆碱能神经元损伤是许多认知障碍疾病的病因。一些研究结果表明,运动可以提高乙酰胆碱(acetylcholine,Ach)水平和多巴胺与毒蕈碱受体的密度,调节海马神经递质释放,促进神经元增殖,从而改善认知功能[7]。

总之,许多分子生物学机制阐述了运动对认知产生有益影响的可能性。而不同的运动类型、持续时间或强度对认知功能产生的影响不同。我们将通过对不同运动方案的应用来分析其对认知障碍的预防及康复作用。

二、抗阻训练在认知障碍预防与康复中的应用

随着年龄的增加,白质、灰质、海马和杏仁核以及包括前额叶、颞叶、顶叶和枕骨皮层在内的其他大脑区域的体积减小,它们的恶化往往伴随着认知能力的下降,包括信息处理速度、推理、注意力和多种记忆形成等。而大量的研究表明,运动作为一种积极的生活方式因素,可以缓解或预防认知能力的下降,抗阻训练对认知存在积极的影响。

抗阻训练是一种涉及特定骨骼肌群对外部阻力的自愿激活的运动,它也是许多健康组织推荐的一种流行运动形式,包括美国运动医学会(American College of Sports Medicine,ACSM)、美国心脏协会以及美国老年医学会等[8]。抗阻训练可以增加老年人的肌肉质量、力量,改善身体肌肉成分,并且可以降低与年龄相关的疾病的危险因素,如肌肉衰减综合征、冠心病、高血压、糖尿病、代谢综合征、骨质疏松症、骨关节炎和老年人残疾等。除此之外,抗阻训练还能够提高老年人群的生活质量和认知能力。因此,抗阻训练被认为是通过血管和神经机制预防及延缓认知衰退的一种工具。

许多分子机制与运动和认知的联系有关,包括胰岛素样生长因子、脑源性神经营养因子,以及其他生长因子。其中,IGF-1被认为是一种特异性地连接抗阻训练和认知能力的因子[9]。IGF-1是人类生长发育最重要的激素之一,且与大脑老化有关。研究发现 IGF-1替代物可增强老年大鼠的学习和记忆,其机制包括 IGF-1介导的脑内神经发生、血管密度、葡萄糖利用和 N-甲基-D-天冬氨酸受体调节的增加。IGF-1被证明可以防止脑组织的丢失,并增加 BDNF 和 VEGF 的浓度。BDNF 存在于中枢神经系统中,在与认知过程相关的区域发挥作用,如前额叶皮层、纹状体、海马、皮层、膈神经元、小脑和运动神经元。此外,研究表明,IGF-1能增强突触可塑性和神经元存活率,进而改善认知能力[10]。研究发现,随着运动量的增加,循环中和脑摄取 IGF-1水平升高。将 IGF-1与抗阻运动联系起来的结果已经在人类水平上被发现。一项每周3天、持续25周的实验项目将受试者分别分配到两个抗阻训练项目或一个对照组,强度更高的抗阻训练相对较低强度抗阻训练增加1重复最大力量(repetition maximum,RM),以研究不同的抗阻训练对 IGF-1水平的影响。结果表明,与对照组相比,两个抗阻训练项目 IGF-1水平均显著升高,且 IGF-1在前13周增加了20%,并在13~25周维持水平[11]。此外,根据抗阻训练对 BDNF、IGF-1、同型半胱氨酸和二肽激酶等因子起到的生理益处的证据,其很可能在整个生命周期中起到防止认知衰退的作用[12]。同时,其他研究指出,血液黏度或血液对血液流变性

的抵抗力,可以解释抗阻运动训练如何提高认知能力,特别是在老年人群中。血液黏度与认知能力呈负相关,血液黏度降低会减少营养物质和氧气向中枢神经系统的运输,而抗阻训练增加了血流量,从而改善认知能力[13]。除了分子和生理机制外,一些研究认为抗阻训练和认知神经电子活动之间存在潜在机制,其发现与对照组相比,抗阻训练或有氧训练均能显著提高事件相关电位(ERP)各成分对刺激分类速度和注意资源分配水平的影响。此外,抗阻训练可能比有氧训练有更好的效果[14]。

另一方面,许多研究认为慢步行速度或低移动性能与认知功能差有关,即与年龄相关的行动能力下降通常与认知功能有关,因为认知功能在老年人保持行动能力方面发挥关键作用。与认知功能正常的人相比,认知功能低下的人表现出活动能力下降,这表明步行速度可能是认知障碍的一个迹象。认知功能和行动能力都与老年人的独立性密切相关,而抗阻训练是增加肌肉质量和力量最可行的运动类型之一,每周1~2次,为期12个月抗阻训练的方案能够显著提高步速,降低跌倒风险,改善日常生活质量。为了防止运动能力下降和肌肉减少,抗阻训练是对老年人最有效的训练方法之一。以往的运动干预研究也发现了抗阻训练干预期后老年人认知功能的改善[15]。

一项为期8周的抗阻训练计划对涉及多个认知任务的表现的影响进行了研究,分析了短期和长期运动方案的效果。老年人随机分为抗阻训练组和对照组,使用自由回忆和识别测试来测量记忆,用数字符号测试来测量认知速度、注意、协调,用信息处理速度来评估认知表现。通过对训练前1周、训练后1周、训练后1年的成绩进行评定对比,结果表明,虽然没有发现组间差异,但在抗阻训练组中,延迟自由回忆和即时记忆以及延迟认知与基线相比有显著改善,而在对照组中则没有发现任何影响。从长期效果来看,抗阻训练组在自由回忆方面比对照组有更大的改善[11]。另一项针对高级认知的执行功能研究了运动训练计划对特定认知类型的影响,通过集合移位、更新和反应抑制,语言数字后向测验和颜色词测验评估认知功能,结果表明,抗阻训练组在反应抑制方面提高了12.8%,但对集合移位等其他认知功能能力的影响较小[16]。总之,在比较抗阻训练与对照组的研究中,许多证据表明抗阻运动训练有利于特定的认知表现,发现了组间差异(运动组与对照组相比)和组内差异(后测与前测相比)。而在其他比较了多种运动方式对认知能力的影响的研究中,结果则并不一致,抗阻训练与有氧训练能够改善的认知能力存在差异,其影响了不同的认知神经电子活动。一项为期两年的运动训练计划中,有氧运动组延迟记忆和语言表达的改善程度更大,而抗阻训练组的即刻记忆改善更显著[17]。总之,不同的运动类型对认知功能产生影响的侧重点也不一致。

一项研究分析了运动强度与神经认知功能之间的剂量-反应关系,将老年人随机分为高强度抗阻训练组、低强度抗阻训练组和对照组。高强度抗阻训练组采用75%～85%1RM的阻力训练8～12次,低强度抗阻训练组采用55%～65%1RM的阻力训练12～16次。在12周干预前后测量认知任务表现(心算和计算机化的镜子绘制任务)。两个运动组的肌肉力量和情绪均有增强,而最大摄氧量(maximal oxygen uptake,VO_{2max})和认知功能没有明显变化,说明不同强度的阻力训练对认知的影响有限[11]。但同时也有一些研究报告了相反的结果,其采用了类似的实验设计,老年参与者被随机分为高强度组(80%1RM)、中等强度组(50%1RM)和对照组进行24周的训练,认知评估包括韦氏成人智力量表Ⅲ(Wechsler adult intelligence scale Ⅲ,WAIS Ⅲ)的中枢、执行和短期记忆;韦氏记忆量表修订版(Wechsler memory scale-revision,WMS - R)的短期记忆视觉模式;图卢兹-皮隆的注意力集中测试以及长期情景记忆的 Rey-Osterrieth 复杂图形测试,结果发现,两个运动组在最长手指向前跨距、Corsi 积木叩击测验、Rey-Osterrieth 复形测验即刻回忆能力等方面均较对照组有显著性改善,高强度组在图卢兹-皮隆浓度试验中的改善优于对照组。此外,两个运动组的血浆 IGF - 1 水平均高于对照组,表明两种抵抗运动强度都有利于老年人[18]。

个体化是设计一个合适的抗阻运动以达到最大效果的首要考虑。在为患者设计阻力运动训练计划之前,应考虑到肌肉动作、运动选择、训练结构、运动顺序、负荷、体积、两组之间的休息时间、重复速度、训练频率和渐进性超负荷原则,设计的效率也要基于剂量反应。干预强度和时间的差异会带来不同程度的认知功能改善。如25周的干预,初始强度为70%1RM(胸部/腿部)和60%1RM(其他运动),适应后增加到1.8～2.7 kg(1 kg=9.8N),将提高 IGF - 1 水平;相反,仅使用60%1RM 以及更短的干预时间,可能不足以引起 IGF - 1 水平和认知水平的增加[17]。研究发现与50%1RM 相比,80%1RM 对各种认知的表现更有利,12个月内每周进行1次或2次抗阻运动对认知功能是有益的。

总之,广泛的研究表明抗阻运动对老年人的认知有积极的影响,对促进认知功能具有潜在的战略意义。在单独或与其他运动方案结合的抗阻运动训练以及在以运动强度和频率为重点的剂量-反应关系检查中,抗阻运动训练对特定认知行为都有着积极的影响。根据剂量-反应研究,在60%～80%1RM 负荷下的干预设计,每组大约7个动作,两组之间至少休息2min,每周2次,时长2～12个月(通常6个月)的抗阻训练计划,可能会对老年人的认知产生积极影响,包括信息处理速度、注意力、记忆形成以及具体的执行功能类型。这些益处由抗阻运动训练诱导的复杂生物机制来完成。在未来在对抗阻运动训练方案的设计、剂量-反应关系、认知类型、时间过程、实验设计质量、机制及急性抗阻运动问题等方面有进一步的确定结论之前,有必要对抗阻运动训练和认知能力的关系进行更多的研究。

三、有氧训练在认知障碍预防与康复中的应用

许多证据证明有氧训练能够改善认知功能,如跑步、骑自行车或快走等运动方式[11,19]。到目前为止,有氧训练已被证明能显著增加健康社区老年人的海马体积。一项为期 12 个月、每周 3 天的步行计划能显著增加左右海马体积(分别为 2.12% 和 1.97%),这相当于将海马体积的年龄相关性损失逆转长达 2 年,从而改善大脑结构[20]。此外,有氧训练能够对脑内 BDNF 和 5-羟色胺(5-hydroxy tryptamine, 5-HT)两种分子水平的表达起到有益影响。衰老对 BDNF-5-HT 系统的信号传导途径存在有害影响,影响这些脑区功能和结构的完整性。早期和有规律的低/中等强度有氧训练显著提高了 BDNF-5-HT 系统的中枢成分的水平和表达,增加了大部分脑区的 BDNF 含量,包括前额叶皮层、鼻炎周围、纹状体和海马,减少了其年龄诱导的下降,同时也保持了其信号通路的完整性和功能性。这种反应暂时与更有效的认知行为相关,这提示有氧训练对与 5-HT 和 BDNF 相互作用区域相关的不同记忆系统有积极的影响。同时,CA1 区锥体层神经元成熟反应增强,导致细胞基质和连接性增强[21]。一项研究结果表明,有氧训练可增强大鼠皮层、海马和中缝核 5-HT 系统的活性,尤其是老年大鼠,在中缝亚区之间观察到的 5-HT 能神经元分布模式的定性差异可归因于色氨酸羟化酶-2 的复杂表达模式,色氨酸羟化酶-2 是 5-HT 生物合成的限速酶,5-HT1A 作为参与记忆形成的其他神经递质系统的元调节剂,其受体的表达随着年龄的增长而显著减少,而有氧训练能够增加中年大鼠皮层和海马 5-HT1A 受体的表达,特别是在更大年龄大鼠中观察到了对认知功能标志物的有益影响。

另一方面,有氧训练提高了动物快速检测具有新属性物体的能力,显示更高的信息处理速度和辨别能力。通过有氧训练激活内侧前额叶皮层功能可以对执行控制产生积极影响,包括工作记忆、精神灵活性和抑制控制。同时,有氧训练增强了海马功能,从而提高了辨别空间模式的能力。海马体由齿状回(DG)和 3 个亚区组成,有氧训练显著增加了 CA1 区成熟免疫阳性神经元的数量。随着年龄的增长,空间记忆能力逐渐衰退,但连续 12 周的跑步可以部分消除这种与海马功能障碍相关的识别记忆能力的衰退[22]。一项研究显示,有氧训练增加了语境记忆。语境记忆能力需要不同存储系统的协调,不协调的语境增加了探索时间,产生了巨大的认知要求,需要更大的执行控制以避免干扰效应和信息处理

速度。当比较一致和不一致的语境时,经过有氧训练的大鼠在这两种情况下保持了更大的辨别能力,即其对环境记忆具有神经保护作用[21]。星形胶质细胞是脑糖原的主要来源,是负责向活动中的神经元提供足够能量底物的细胞,特别是在记忆形成和预防低血糖方面。大脑皮层、海马体、脑干以及在较小程度上的下丘脑,都是表现出极大过度补偿的大脑区域。因此,有氧训练能够刺激糖原储备的过度补偿,以满足增加的神经元能量需求、增殖和突触活动。因此,有氧训练对老年人的认知损害具有神经保护作用,并可防止衰老导致的5-羟色胺能传递和 BDNF 表达的下降,同时通过更好的心肺功能来减轻年龄相关的胼胝体髓鞘减少,并保持白质完整,从而促进神经元的功能[23]。

此外,有氧训练被广泛认可的作用之一是其对心血管功能的改善。大规模纵向研究发现抑郁症状和睡眠不良是认知能力下降的主要风险因素,其会导致疲劳,从而影响最佳认知能力。神经生物学研究解释了与抑郁症状和睡眠不良相关的认知能力下降与海马萎缩和前额叶皮层功能缺陷有关,抑郁降低了脑环境中神经营养因子的表达,导致海马神经元萎缩;同时,睡眠不足会增加淀粉样β低聚物的产生,并降低前额叶皮层的代谢活动。而有氧训练能够增加脑血流量和改善对脑组织的氧化作用,恢复神经营养因子的表达,促进海马神经发生、淀粉样β低聚物的清除和前额叶皮层神经同步性的增加,从而提高神经递质的利用率和神经效率,促进认知功能;同时,有氧训练通过增加内啡肽分泌来减少抑郁症状,提高基本代谢率来诱发睡眠诱导效应,通过改善抑郁情绪和睡眠质量来提高认知能力[24]。

一项研究长期有氧运动对神经认知功能影响的随机对照试验显示,根据美国心脏协会心脏康复建议规定的频率和强度的干预措施(即每周3次以70%峰值耗氧量的心率)进行有氧训练,在较长的随访期内发现,受试者的记忆功能有了较大改善。中等强度训练(60%～70%峰值耗氧量)可以一定程度的刺激有氧功能以增强空间记忆能力[26]。运动训练理论认为,过度补偿期(运动后24～72h)和定期的训练刺激对能量代谢状态和运动性能有累积影响。因此,这些影响不仅限于周围组织,还会影响大脑代谢。长时间的运动会增加大脑中5-HT和多巴胺的含量,不仅调节中枢疲劳,还能激活能量基质的动员。根据 ACSM 的建议制定16周的锻炼计划,使参与者每周进行3次常规锻炼,以70%峰值耗氧量的心率进行有氧训练,有利于认知功能。使用台阶运动而不是在平坦的地面上进行步行训练,可能是帮助参与者达到中等强度运动训练的更好的运动方式。可以通过教参与者如何使用伯格呼吸困难评分量表来调整他们的活动速度[25]。

总之,有氧训练增加了氧的摄取、葡萄糖的利用率和脑血流量,也会增加 BDNF 和其他调节大脑结构变化的生长因子,如有氧训练与 BDNF 和神经发生、突触形成和神经保护有关。有氧训练通过心血管健康以及大脑结构的改善介导了认知能力的增加。定期有氧训练可以减轻和（或）防止生理年龄依赖性的认知功能下降。根据目前的研究结果，建议进行中低强度、长时间的有氧运动，如散步、游泳、划船、骑自行车、慢跑和跳舞等。65 岁及以上的老年人应在 1 周内进行至少 150 min 的中等强度有氧运动，或至少 75 min 的高强度有氧运动，或中等强度和高强度运动的同等组合；如果行动不便，可以每周进行 3 天或 3 天以上的体育活动。

四、联合训练在认知障碍预防与康复中的应用

已经有许多证据表明有氧训练及抗阻训练对认知能力的改善作用。认知功能的下降一般是由多种因素所导致的，单一的干预类型对认知功能的改善效果可能并不充分，而不同类型运动在认知功能的改善侧重点有所差别。因此，联合训练类型模式在认知功能的改善中较为常用，其相比单项训练模式，对认知功能的改善更全面。

一项联合训练研究发现，干预措施包括每周两次、为期 6 个月的训练计划，包括抗阻训练、有氧训练和平衡性训练，每次以 5 min 的热身开始。抗阻训练的重点是上肢和下肢的力量，并对每个参与者在基线和每两个月进行一次适当的手臂、膝关节伸展运动。通过调整重复次数和速度，根据每个参与者的能力调整强度，强度从最初的 40%1RM 逐渐增加至 70%1RM；根据参与者在基线 6 min 步行测试中的表现设定有氧训练强度，从干预开始时每天持续 5 min 的步行训练开始，目标是在 6 个月的时间结束前每天完成 20 min（7 天/周）。平衡性训练包括减少手臂的支撑，同时改变支撑的平面，以训练参与者在进行中的平衡，包括从一条腿到另一条腿的重量转移、本体感觉练习和步进练习。训练结束后进行 5 分钟深呼吸练习和放松。结果表明联合训练后，整体认知和处理速度得到了改善，并且有效地降低了参与者的孤独感，但没有发现 BDNF 水平的升高，这说明运动改善认知功能也许有其他的分子生物学途径[26]。

其他联合多类型运动训练和认知训练干预模式也报告了认知改善的神经生理学变化，包括前额叶脑活动减少、海马体积增加和白质完整性的增加。运动训练可能与大脑代谢和可塑性的短期改善有关，而认知训练可能通过增加精神需求来加强改善大脑的代谢和可塑性。因此，同时进行认知和运动训练时，大脑代谢和生理功能同时增强，联合多类型运动训练和认知训练干预模式显著降低了双侧前额叶皮层的氧合，而前额叶皮层活动的减少与执行功能和行动能力的改善有关。因此，这种手段可能相较运动训练在改善认知功能中有更好的效果。

运动游戏是一种将体育锻炼与交互式虚拟现实相结合的典型类型,它在参与体育活动时提供认知刺激,例如,固定自行车和虚拟现实旅游。一方面,运动训练可以改善 MCI 患者的执行功能和临床状况,对身体机能和处理速度有贡献,改善执行控制能力,而同时进行身体锻炼和认知锻炼能够改善整体认知(工作记忆、情景记忆和执行功能),增强额叶认知功能、步态以及神经可塑性。然而,应该注意的是,当认知和运动训练分开进行而不是同时或互动地进行时,与单独进行相比,联合训练没有明显的益处;同时,活动量也很重要,对参与家庭心理活动和课堂体育活动 12 周的受试者,根据运动干预类型随机分为不同的组,结果显示没有显著性差异,表明运动量和强度比活动类型更重要[11]。但同时研究也报告,同时进行两项任务的老年人跌倒的风险更高。因此,在采取联合多类型运动训练和认知训练干预模式时,应根据个体化特征进行设计,防止不良事件的发生[27]。

除了运动类型外,其他因素对认知功能增益的影响也存在着很大的差异。运动干预的持续时间和参与者的性别也是在设定运动处方时需要考虑的两个主要因素。长期规律的训练已经证明是有效的,可以提高执行功能、长期记忆和注意力等认知任务的表现,并通过更好的心肺功能、增加脑血流量和河马-坎帕尔容积对大脑功能产生积极影响;即使是一次性的剧烈运动也能改善认知功能。例如,完成 20 min 跑步机有氧运动 5 天的参与者获得了更好的认知控制。这些可能是运动技能和运动记忆改善,以及运动皮层抑制减少的结果[11]。另一方面,研究参与者的性别可能会影响运动诱发认知益处的结果。女性参与者比例越高的研究显示,对执行功能的有益影响越大,而对情景记忆、视觉空间功能、单词流畅性和处理速度的影响没有或略有显著差异;女性在执行功能的各种任务上获得了比男性更好的表现。这些结果可能与脑源性神经营养因子和有氧运动诱导的下丘脑-垂体-肾上腺轴的性别差异有关[28]。此外,运动与疾病的关系也得到了一致的结果,高强度的体育活动与降低全因死亡率密切相关,并有利于许多慢性疾病的二级预防,如冠心病、糖尿病和卒中等[11]。

五、禁忌证和注意事项

在运动训练前,首先应对老年人的基础健康状况进行评估,日常活动正常且不伴有心血管疾病(包括心脏、外周血管、心脑血管方面的疾病)、代谢性疾病(比如 1 型或 2 型糖尿病)或肾脏疾病的老年人,推荐他们正常进行日常活动和运动训练;伴有上述的一种或多种疾病,经医师评估允许其参与运动,且在过去 12 个月内活动情况良好的老年人,推荐他们进行中等强度的训练;若患有上述疾病且在活动时出现症状,建议先停止训练,并在纠正健康状态后,再进行评估。

在非常虚弱的个体中,有氧训练和(或)平衡训练可能需要先于抗阻训练,适当的热身和伸展运动对患者的平衡和呼吸是十分重要的。在安排运动计划之前,医师应根据患者的社会偏好、文化规范、锻炼史、准备情况、自身意愿、自律性以及短期和长期目标等来制订适合患者的运动计划。运动计划应根据具体目标和任务进行个性化,并根据慢性病、活动限制、跌倒风险、个人能力和健康状况量身定制,必须确定每项运动的内容、方式、时间、地点和频率。

老年人运动中常见的问题是与共病有关的问题。在这些情况下,将活动限制在患者耐受的范围内是十分重要的。运动处方应该以小的增量进行,并且更长的持续时间优先于更高的运动强度。绝对禁忌证主要是心血管疾病:近期心脏病发作、不稳定心绞痛、高血压失控、急性心力衰竭和完全房室传导阻滞。在运动的初始阶段,最好可以与另一个人一起运动,携带手机以便寻求紧急帮助,在光线充足的房间,坚持舒适的活动水平和正常的呼吸等。

总的来说,运动干预有利于认知功能,对预防认知障碍及改善起着重要作用,制定的运动方案应针对个人进行调整,当参与者运动能力受损或有所改善时需要适当调整运动处方。

第二节 作业疗法

作业疗法(occupational therapy,OT)是以日常生活活动、工作或生产性活动和娱乐/休闲活动3个方面为核心,通过感觉、运动、认知、社会技能与心理因素等进行训练。本小节通过认知功能训练及环境改造来阐述其在认知障碍预防与康复中的应用。

一、认知功能训练

1. 认知功能训练在认知障碍预防与康复中应用的理论依据

认知训练已成为预防年龄相关的认知能力下降最重要的干预措施之一。衰老过程与神经生物性退化之间的联系,表现为脑容量的整体和局部损失(萎缩)、脱髓鞘和轴突高强度丢失,以及参与任务时神经元募集的变化、神经结构和功能的变化、特别是前额叶皮层(PFC)的变化,与执行功能中认知任务的表现较差有关,而训练执行功能可以恢复执行功能和日常表现,并有可能恢复老年人的神经退化。因此,认知功能训练对大脑和行为的影响及改善认知功能具有重要的意义[11]。

与年轻人相比,老年人的行为和神经功能可能更为有限,因此从训练中会受益更多。认知训练有多种分类方式,如基于策略的培训旨在使用目的提升策略(如记忆法),改善与年龄相关的认知缺陷;另一方面,基于过程的训练旨在通过针对特定认知领域的任务重复练习来恢复缺陷认知过程。有一些重要的证据支持认知训练(cognitive training,CT)、认知刺激(cognitive stimulate,CS)和认知康复(cognitive rehabilitation,CR)在不同任务中的有效性。CT 通过扩展认知实践训练干预,在未经训练的认知任务中显示出其提高成绩的作用,致力于提高目标认知能力(推理和速度);CS 指的是更广泛的非标准化的活动,其目的是普遍改善认知功能,如拼图、文字游戏和室内园艺;而 CR 则集中于一个固定的目标,如推理练习,改善日常生活中自我报告活动的功能下降。在实时策略视频游戏后,在任务转换、推理、工作记忆和视觉短期记忆方面发现了更好的表现,这提示执行控制过程得到了增强,而非动作视频游戏可以提高注意力、即时和延迟视觉识别记忆以及处理速度[29]。

总之,通过参与改善认知和社会功能的活动的认知刺激疗法,和(或)参与指导性实践旨在增强特定认知功能的特定标准化任务的认知训练,都可以增强认知功能。世界卫生组织的指南也建议对认知障碍的老年人进行认知功能训练,以改善正常老年人或认知障碍患者的认知功能[30]。

2. 基于计算机辅助的认知功能训练

基于计算机辅助的认知功能训练(computerised cognitive training,CCT)是一种针对特定认知能力和神经网络的计算机辅助的认知功能训练,通过神经可塑性潜在地改善认知功能。CCT 通过建立一种更具认知积极性的生活方式,为改善认知功能提供了一种新的训练方法。CCT 的训练目标旨在使用神经可塑性介导来提高认知功能的特定能力。已有研究证明,CCT 可以成功地用于改善健康成人的认知功能,因此成为改善认知功能的一项可行性干预措施。

CCT 可以促进大脑的神经可塑性,包括海马体的神经可塑性,一个支持记忆的关键区域[31]。患者将接受结构化磁共振成像和功能磁共振成像(functional magnetic resonance imaging,fMRI),来评估海马体积和默认模式网络(default mode network,DMN)的变化。DMN 是一个由几个高度互联的皮层中枢组成的静息状态神经网络,包括后内侧顶叶、前内侧额叶和下外侧顶叶皮层。而 DMN 中的失活和功能连接受损可能是记忆受损和认知障碍的一个重要预测因素。在认知障碍患者中,神经元功能障碍先于结构萎缩,所以功能磁共振成像检查为早期认知障碍中受影响的记忆网络识别特定的中断模式提供了可能。

大多数认知训练选择 18 个月作为临床治疗的时长,患者将进行一套 CCT 练习(记忆任务、匹配任务、空间识别任务及处理速度任务)并使用 Lumosity——一款基于网络的游戏平台,该平台根据特定的认知领域定制了大量的游戏,同时利用该平台对老年人进行在线自我管理的神经认知能力测试。治疗期间,患者将前往诊所进行 5 次评估(第 0、12、32、52 和 78 周),并会接到至少 3 个询问电话(第 20、42 和 64 周)。患者在经过教学后,需要选择 8 个模块,针对不同的认知领域:①记忆(潮汐宝藏、熟悉的面孔、记忆矩阵);②处理速度(速度匹配);③反应抑制(颜色匹配);④语言流利性/词汇熟练度(气泡、抢词者、编辑选择、连续体);⑤计划/分散注意力(思路、问题酝酿);⑥视觉干扰(在迁移、涨落和流动中丢失,杰作);⑦识别(河游骑兵);⑧视觉化(速度包)。选择这些认知领域是因为它们是认知障碍患者中经常受损的领域,同时语言流利度和词汇熟练度任务可以提高语言流利度。在为期 12 周的强化训练阶段结束后,将指导患者完成 6 次强化训练。每一次强化训练将安排在第 20、32、42、52、64 和 78 周。在第 32、52 和 78 周,患者将在家完成 3 次强化治疗,并与治疗师一起完成第 4 次临床治疗。在第 20、42 和 64 周,患者将在家完成所有 4 次强化治疗。例如,积极的试验有 2 个加强治疗,每个疗程包括 4 个 75 min 的培训,分别在 11 个月和 35 个月。在试验过程中,加强训练培训共 8 次、10 h。临床访视时的纵向评估时间表在第 12、52 和 78 周,患者将完成相同的神经心理学测试。在第 12 周和第 78 周的访问中,患者将被要求完成用户参与量表,该量表将被调整以捕捉计算机化平台的使用情况。第 20 周将是研究医师/神经心理学家和患者之间的电话访谈,以跟进患者的表现,并提醒患者完成强化治疗[32]。

在认知障碍中,CCT 对 ADL 或自我报告记忆功能的测量没有影响,但有助于对认知、功能、海马和默认模式网络连接神经结果进行认知训练和自我评估;对于认知障碍患者,CCT 有可能对情绪产生积极影响。一些研究报告表明其对抑郁、焦虑症状都有所改善,但没有足够的研究来证明 CCT 对生活质量的影响,仍需进行大量临床试验研究 CCT 对认知障碍患者认知功能的改善[33]。

3. 基于治疗师辅助的认知功能训练

基于治疗师辅助的认知功能训练是一种多模式、非计算机干预的认知功能训练。基于治疗师辅助的认知功能训练包括认知健康、体育锻炼、社会活动和娱乐活动等 33 种生活方式的休闲活动,并将其分为认知活动、体育锻炼、社交活动和休闲活动。认知活动是指对原有认知活动(如阅读、书法、演奏乐器)提出更高要求的休闲活动。体育锻炼是指有氧运动、心身锻炼、阻力训练、伸展和调理(如骑自行车、快走、太极)。社交活动是指具有社交成分但对身体或认知要求较低的活动(如与朋友一起喝茶或购物)。

研究证据表明,以更高水平的生活方式参与活动,特别是认知和身体活动,有助于在晚年时期避免认知功能衰退。体育锻炼带来的有益效果可以通过促进心血管健康和改善脑循环,并通过涉及脑源性神经营养因子的生理变化增强神经增生反应,同时参与认知活动与神经可塑性变化和神经元刺激有关,这需要患者参与高认知负荷的活动来改善认知功能[34]。这些活动的保护作用独立于已知的 AD 的病理负担,这为通过淀粉样蛋白或病理以外的途径进行辅助干预提供了一种选择。

根据不同情况,可为患者制定不同方面的训练。需要进行社交活动治疗(如参加茶会、看电影)的患者,被要求每周至少参加 3 次社交活动(每次为期 1 h)。需要进行认知活动治疗(如阅读和讨论报纸、玩棋类游戏)的患者,被要求每周至少参加 3 次认知活动。需要进行体育锻炼治疗的患者,制定的运动计划中包括 1 周 1 次的伸展和调理运动、1 次身心锻炼(如太极拳)和 1 次有氧运动(如静态骑自行车),每次需持续锻炼 1 h。需要进行综合认知物理治疗的患者,需进行 1 种认知运动和 2 种心身运动,将安排接受治疗的患者每周参加 3 次为期 1 h 的会议[35]。治疗前,治疗师将为患者进行指定活动的监督培训。患者必须每周至少在治疗中心进行 1 次活动训练,并且治疗师将会鼓励他们继续在中心进行剩余的活动,或在家庭成员的监督下在家中进行活动。在基线、第 4 个月、第 8 个月和第 12 个月进行认知和功能评估。治疗期间采用以下量表进行治疗评估:①临床痴呆评定量表(clinical dementia rating sum of boxes,CDR - SOB),作为观察认知和功能评估的主要结果。CDR - SOB 是指 6 个领域(方向、记忆、判断和解决问题、家庭和爱好、个人护理、社区事务)的总分。分数越高表示损伤越严重。②由阿尔茨海默病评估量表认知子量表(ADAS - Cog)组成的认知量表。ADAS - Cog 是一个对早期 AD 特征变化显著的认知评估量表(范围 0~70 分),它包括情景记忆、失认、概念失用症、视觉空间结构、定向和识别的子测验。ADAC - Cog 评分越高,表明认知障碍越严重。③康奈尔痴呆抑郁量表(Cornell scale for depression in dementia,CSDD)用于评估抑郁症状,跟踪老年认知障碍患者抑郁的严重程度。在中国老年人中,分数越高表示抑郁越严重,6 分为临床显著抑郁。④工具性日常生活活动量表(instrumental activities of daily living scale,IADL):包括自己乘车、购物、做家务、洗衣、做饭、打电话、理财及服药 8 个项目,对每一个项目,都将从开始、组织和执行某项具体任务的有效性 3 个维度进行衡量,以给出总体评分[36]。

患者在接受基于治疗师辅助的认知功能训练干预后,认知得分有所提高,患者的生活质量得到了显著改善,同时发现对日常活动有一些积极的益处。干预对照料者焦虑情绪方面没有影响,但降低了照料者的负担感和抑郁感。基于治疗师辅助的干预措施对日常生活影响的最有力证据是改善记忆的元认知方面。在这些认知干预之后,MCI患者知道了更多帮助记忆的策略,并且对记忆功能有了更多的自我效能感。特别注意的是,在为认知能力下降的老年人设计心理社会干预措施时,应特别考虑提高依从性的因素。

4. 多模式干预法

多模式干预法是指通过认知干预结合非药物干预的一种认知疗法。多模式干预法包括认知训练、迁移训练和运动耐力训练。运动疗法的治疗对患者的认知功能障碍有很大的改善,但治疗效果仍然有限。药物治疗的疗效也是有限的,乙酰胆碱酯酶抑制剂只在一些患者中提高认知功能。而认知训练的改善受益于日常生活活动是极其困难的。一些研究表明,运动在认知功能方面具有积极影响,通过运动可以增强大脑皮层的可塑性。执行功能是MCI患者日常生活中一个重要的问题,而执行功能的改善是可以通过耐力运动来实现的。所以多模式干预法结合认知训练和运动耐力训练可以有效地改善MCI患者的认知功能[29]。

采用多模式干预法治疗的第1阶段(为期4周)将在康复中心进行,由物理治疗师和2名神经心理医师进行监督患者的认知训练。患者在治疗培训前1周和评估前1周需记录自己的活动日志(包括体育活动、坐着的时间,做轻、中、重工作的时间)。由于多巴胺能缺陷会影响患者在认知训练和运动耐力训练中的表现。因此,患者需在药物优化后进行治疗培训。治疗期间,患者将进行认知训练、迁移训练和运动耐力训练。认知训练包括:①计划策略,进行购物清单的制订;②记忆训练,与记忆挂钩,编写合适的符号帮助记忆;③决策执行,在电脑上完成任务或进行一项绘画任务;④交替任务,根据变化的规则完成各种任务,计算5 min,然后读10 min,写5 min,或者每作答3次就转换任务,根据不同的规则对项目进行分类;⑤"航海技能",在纸上或屏幕上找到穿过迷宫的路和绕过障碍物的路;⑥信息处理,把数字或字母连接起来,把数字和图像连接起来,找出一个虚构的词的意思;⑦概括能力,从新闻、故事或短片中提取相关信息;⑧注意力集中,查找相似或不同的项。迁移训练包括:①规划和排序,将准备饭菜、购物、建造物品和修理物品这四项日常活动进行规划和排序;②推理能力,使用演绎策略,通过不完整的指令找到方法,找出一个不熟悉的工具的工作原理,并使用;③注意力集中,听故事,若阅读到以前识别的单词,需按下按钮;④记忆训练,音乐表演、唱歌和学习诗歌;⑤工作记忆,进行一项双重任务并从中提取必要的信息;⑥预测,完成一个图片故事,解读图片上人们的心情;⑦认知信息处理速度,增加信息和速度的内容、纸牌游戏和复杂的反应任务；⑧关联，通过关联解决任务，找到共同特征，并进行分类；⑨认知评估，评估高度、所示物品数量和重量。运动训练包括增强抑制控制、工作记忆、注意力、视觉空间能力以及计划和运动技能的游戏和任务[37]。

训练还应提高协调性、力量、速度、知觉和方向感。治疗方法基于个人能力和需求。患者需学习执行运动项目、双重任务（行走、弹跳或投掷球）和空间定向任务（发现项目、记住隐藏项目），并按照不断变化的规则，带着一个包裹走过障碍。此外，还进行了有益于执行功能的有氧训练，训练部分在室外进行，夏季户外步行，冬天患者在室内跑步机上行走。训练次数至少 10 次，最多 12 次，每次持续 60 min。同时患者每周进行 3 次 45 min 的认知训练，使用纸、铅笔和计算机程序，每周进行 2 次运动技能训练和有氧训练。患者在 3 个时间点接受神经心理测试：训练前及出院前评估短期效果，训练后 6 个月评估长期效果。

治疗期间采用目标达成量表（goal achievement scale，GAS），根据患者的需求和期望来定义可行的目标，评估认知训练的目标。并采用 ADAS - Cog 作为治疗的主要结果，对局部 ADAS - Cog 3 点改进的相关性进行了评估。ADAS - Cog 的基本概念框架是确定 3 个可重复的因素：记忆、语言和实践。ADAS - Cog 总分为 0～70 分不等，分数越高表示认知功能损伤越大[38]。

在多模式认知康复治疗结束后，患者在 ADAS - Cog 上的改善最为显著，生活质量得到了改善，身体活动更为活跃，但在情绪改善方面，特别是抑郁症，总体上是好坏参半的。多模式干预法优于纸笔式认知训练，目前认知训练和运动训练相结合的多模式干预法在治疗 MCI 患者中似乎是最成功的。

二、环境改造

认知障碍患者环境设施改造的最初目的是为了协助家庭照护，维持正常的生理功能，保证规律的生活起居，随着医疗技术的进步和需求的日益增长，环境改造需求更是增加了情感与精神方面的要求。通过良好的环境改造，可以帮助认知障碍患者维持积极正面的情绪，逐渐形成自我的生活重心，保持社会生活并建立人际互动网络，同时可以维系与家人的情感。

认知障碍患者环境设施改造最基本的一大特性就是在保证"安全性"的基础上维护日常起居。患者的记忆和认知障碍是环境改造中需要注意的特点，空间环境的"可识别性"可以帮助认知障碍患者尽可能独立地完成日常行为。当空间较为基本的需求得到满足，则需要满足更高一层的需求。因此，在空间环境"舒适性"基础上要对情感维稳作要求。当空间环境使人舒适时，人的心情就会愉悦。各类活动帮助兴趣爱好的建立,形成自我生活的重心。最后,通过空间环境"活动性"的培养,认知障碍患者能重获社会属性,建立人际关系网,维系家人之间的情感,使家庭和睦,改善其生活品质并提高个人尊严[39]。

认知障碍患者空间环境需要具备四个要素,即安全性、可识别性、舒适性和活动性。

(1)安全性。室内外环境交通路线均应简明清晰,减少岔路口,且路线长度不宜过长,有条件者可将整条道路设计为环形,以避免认知障碍患者出现徘徊行为。采用无障碍设计,设置圆角安全扶手(包括走道、楼电梯、房间、卫生间)。设置坡道,卫生间与外部空间之间不可存在高度差,保证老年人能安全地使用轮椅出入,地面防滑以防摔倒。采用安全家具,避免采用轻质家具,若有轻质家具应固定于地面,以防误伤,边缘和尖角做好圆滑磨平处理,并且使用"防泼洒"桌具。门窗设置安全措施,对于老年人常使用的门应设置门吸、闭门器,以防门扇急速关闭,厕所采用推拉门,窗安装护栏,落地窗下部设置围栏,防止老年人翻出。

(2)可识别性。公共活动空间等老年人主要使用空间与室外活动空间视线无阻碍,提供自然环境景观,可以增加室内活力动力以及与自然的联系。正确显色:为了防止灯光破坏环境固有的颜色,宜采用全光谱光源日光灯,准确反映出人、物体的颜色。安装夜间照明装置:老年人夜起较多,床到卫生间的路径上应安装夜灯,宜感应或者按时启动。地板与墙面,各家具设施间,楼梯的踏面、踢面采用对比明显的颜色或材料,避免采用无差别的重复元素。采用同一颜色、材料以及饰品装饰同一性质的空间,建立空间与活动的关联性,强化认知障碍患者的记忆力。充分反映时刻、季节变化,设置日历、时钟,或运用人工光源模拟 24 h 光照周期。

(3)舒适性。自然采光充足:室内需要保证有充足的自然光照明。可进行隔音减噪设计,如天花板、地板采用吸声材料,避免突发性或刺激性的声音,如使用警铃、喇叭等。居室人数不宜过多,1~2 人间为宜。

(4)活动性。设置开放、灵活小巧的公共活动空间,通过与目标空间的视觉接触,刺激认知障碍患者按照自己的兴趣参加集体活动或者简单的家务劳动,有利于维持生活能力和独立性。在老年人主要行走路径上的小角落可放置椅子或轮椅,成为认知障碍患者可随时休息的空间。可通过种植、饲养、造景等手段给认知障碍老年人提供视觉、嗅觉、听觉等感受,提供积极良性的感官刺激。鼓励老年人摆放个人物品或家具,同时设置充足的存储空间存放个人物品等[39-40]。

第三节　心理治疗

由于人口老龄化,老年认知障碍的社会和经济负担预计将在未来几十年迅速上升。认知障碍是 21 世纪人们在健康方面面临的最大全球性挑战,因此对认知障碍进行预防、干预和治疗非常重要。认知障碍是一种神经精神综合征,其特征是认知能力下降,日常功能逐渐恶化,通常表现为行为和痴呆心理症状(behavioral and psychological symptoms of dementia, BPSD)。每 6 名痴呆症患者中就有 5 人在病程中会出现一些 BPSD。BPSD 的主要表现有以下 5 种:精神病、攻击性、精神运动性躁动及抑郁和冷漠。研究表明,具有 BPSD 症状的患者患病率超过 90％,每天至少报告或显示 5 种症状中的一种,导致多种生活困难。残疾程度不仅取决于患者认知障碍的严重程度,还取决于社会支持的可用性。

当前没有治疗可以逆转认知障碍的进程,但研究显示药理疗法和心理疗法可以减缓这种损害,特别是在与认知障碍相关的认知缺陷方面。对认知障碍患者的治疗必不可少的是对认知、功能和行为并发症的心理治疗。美国精神病学协会(APA)描述了 4 种可用于治疗痴呆症患者的心理治疗方法:①面向认知的方法(现实导向、技能训练);②以情感为导向的方法(例如支持性心理治疗、回忆疗法、验证疗法、感觉统合和模拟存在疗法);③以行为为导向的方法;④以刺激为导向的方法(例如,娱乐活动或疗法、音乐疗法、舞蹈疗法、艺术疗法、锻炼、多感觉刺激和芳香疗法)。

面向认知的方法旨在纠正认知缺陷,以情感为导向的方法旨在最大限度地提高患者的情绪,以行为为导向的疗法旨在减少或消除诸如攻击性或失禁之类的问题行为,以刺激为导向的疗法包括娱乐疗法和艺术疗法,旨在提供有助于减少行为问题和改善情绪的刺激措施。

一、认知疗法

认知疗法旨在纠正认知缺陷,这是认知障碍最普遍和最重要的因素。认知疗法多以理论为驱动,通过针对特定认知功能的特定锻炼,优化功能,改善日常生活[41],越来越多地应用于治疗与痴呆相关的不同症状。由于痴呆症的特点是随着时间的推移出现认知缺陷,并损害日常生活功能,这会对患者及其照顾者的生活质量产生巨大的、往往是戏剧性的影响。因此,改善痴呆患者的认知功能可以缩短住院时间,降低医疗保健费用,提高患者和护理人员的幸福感[42]。面向认知的方法似乎是第一个重点关注的方法，认知疗法旨在改善认知下降，包括现实导向的认知疗法、技能训练的认知疗法和两种方法的混合。

1. 现实导向的认知疗法（reality orientation）

现实导向的认知疗法最初是在 20 世纪 60 年代后期开始的，以帮助改善有一定困难的老年人的生活质量。该技术通过呈现和重复定向信息来进行操作，目的是使患者对周围环境有更好地了解。在治疗期间，治疗师会向每位患者反复提供基本的个人和当前信息，从患者的姓名、他或她的所在位置和日期开始。当患者重新了解了这些基本事实后，还会显示其他信息，例如年龄、家乡和以前的职业。认知障碍的评估主要采用 MMSE 和汉密尔顿抑郁评定量表（Hamilton depression rating scale，HDRS）。

现实导向的认知疗法干预的时间，在不同的研究中，治疗的总时间从 6 周到 1 年不等。Cove 等采用单盲随机对照实验，对 68 例患者分组干预，进行了为期 14 周的治疗（45 min/周）[43]。Alves 等进行了为期 1.5 个月的 3 次治疗（60 min/周），Bergamaschi 等进行了为期 1 年的 100 次治疗[44]。

大多数研究关注的是认知、日常功能、生活质量（患者和护理者）和抑郁等方面的益处。Diamond 等[45]将 64 名参与者随机分为即刻治疗组和常规治疗组，结果发现即刻治疗组的患者抑郁程度比对照组患者减轻更明显。Bergamaschi 等采用单盲随机对照试验，实验组患者接受药物治疗＋认知训练，对照组患者仅接受药物治疗，经过 1 年的训练发现，实验组在 MMSE、痴呆评估量表及其他 5 项神经心理测验的得分均显著高于对照组，与基线相比干预组的认知水平明显提高，而对照组认知水平降低。

一些研究者关注个体认知功能的其他内容。比如，听觉言语短时记忆和主观记忆减退（subjective memory complaints，SMC）等方面。Giuli 等[46]进行了一项前瞻性随机干预研究，了解认知训练对 3 种不同认知状态的老年人的影响，321 名诊断为轻度-中度 AD、MCI 和无认知能力下降的老年人被随机分为实验组和对照组。在干预结束后，观察到实验组的老年人认知和非认知功能均有显著改善。对 AD 受试者来说，日常生活工具活动量表评分以及功能状态有中等程度的改善；对 MCI 受试者来说，听觉言语短时记忆和主观记忆减退等方面也观察到显著的干预效果。研究结果表明认知训练可以提高特定认知功能和心理状态方面的表现。

研究者也关注了认知训练对生活质量的影响。Orrell 等探讨了 6 个月现实导向的认知训练对生活质量的影响。研究对象为来自 9 家疗养院和 9 家社区服务机构的 236 名痴呆患者，并随机分成两组，干预组接受为期 24 周的每周认知训练方案,对照组接受常规治疗,主要结果为认知功能和生活质量。干预 3 个月后,生活质量、痴呆生活质量量表和日常生活活动指标均有改善;干预 6 个月后,干预组在自我评价生活质量、AD 生活质量方面有显著的改善。干预组在 3 个月($P=0.03$)和 6 个月($P=0.03$)时,患者在 MMSE 中表现出认知优势。研究表明持续现实导向的认知干预可提高生活质量,并改善认知能力。Orrell 等[47]进行的第 2 项研究发现,干预组的护理关系质量有所提高,而对照组的护理关系质量有所下降。大多数研究也考察了其对抑郁的影响,但没有发现任何影响。

2. 技能训练的认知疗法（skills training trials）

技能训练干预旨在改善患者的认知功能,以减缓与痴呆密切相关的认知能力下降。多种技术被用于痴呆症患者。例如,训练课程,或者进行练习来改善日常活动。技能训练干预的研究对象包括具有老年痴呆症风险的老年人、轻度至中度痴呆患者、中度到重度痴呆患者。评估认知功能损害的工具大多是 MMSE,但也使用其他方法来评估认知功能。

技能训练的认知治疗主要关注在认知、语言、日常功能、生活质量(患者和照护者)和抑郁方面的效果。技能训练干预对整体认知功能的评估主要采用 MMSE 和 ADAS-Cog,干预组与对照组差别显著。在 Forster 等[48]和 Huntley 等[49]的 2 项研究中,无论采用 ADAS-Cog 还是 MMSE,均发现干预组患者在干预后认知能力的提高高于对照组。与此同时,使用其他工具来评估认知功能的研究也显示出积极的效果。Herrera 等[50]发现,在治疗条件下,干预组患者较对照组患者的认知识别测试得分增加。Law 等[51]发现干预组的神经行为认知状态较对照组有更强的改善。Ngandu 等[52]发现,与对照组相比,干预后的患者在执行功能、处理速度和记忆方面得分更高。此外,Schmitter-Edgecombe 和 Dyck[53]发现,与对照组相比,患者在某些记忆得分上改善得更好。

大多数研究关注治疗状态下患者和照护者的生活质量,或日常生活能力的改善。Bahar-Fuchs 等[54]发现接受治疗的患者情绪改善更多,Giovagnoli 等[55]发现患者的一些社会心理方面改善更明显。在 Fernandez-Calvo 等进行的研究中发现,与基线相比,实验组的受试者报告抑郁程度下降,而对照组患者的抑郁程度上升[56]。当根据风险、轻度、中度或重度痴呆阶段对试验进行聚类时,发现痴呆水平和最终测量结果之间没有关系。

3. 混合干预（mixed trials）

很多研究将现实导向与技能训练的多重要素整合在干预中。研究对象包括有老年痴呆症风险的老年人[57]、MCI 老年人[58]、轻度至中度痴呆患者[59]、中度到重度痴呆患者[60-61]。认知障碍的评估主要通过 MMSE 进行,但也通过 ADAS-Cog 等其他方法进行评估[62]。

在所有研究中,患者的平均年龄都在 65 岁以上,治疗的次数、持续时间和疗程都是不同的。例如,Quintana-Hernandez 等[60]进行了为期 2 年的治疗,3 周治疗一次(每次 90 min),而 Buettner 等[63]只进行了 4 周治疗,每周 2 次(每次 60 min)。不同研究的对照条件也不同,有的进行假性干预[57],有的进行常规治疗[60],还有的使用药物干预作为对照条件[64]。

研究评估内容集中在认知、日常功能、生活质量(患者和护理者)和抑郁等方面。在大多数研究中,以 MMSE 和 ADAS-Cog 测量的整体认知在实验组和对照组之间存在显著差异。尽管有些研究发现一种认知测量有效果,而另一种没有效果。如一项为期 2 年的研究采用每组每周进行 3 次基于正念、认知刺激疗法和渐进式肌肉放松的刺激混合的方法,对 120 名 AD 患者进行干预,结果显示除定向、长期记忆、计算、触觉和视觉感知以外所有测量结果均具有显著疗效[60]。

一些研究也关注情绪的影响,其中如 Buettner 等发现与对照组相比,实验组的患者冷漠程度有所下降。Van Haitsma 等[62]发现,实验组患者在快乐、悲伤、愤怒和警觉性方面的改善优于对照组,在多项心理社会任务中,他们的得分也更高。其次,一些研究显示,接受干预的患者的抑郁评分有明显改善[63],但也有一些研究显示混合干预没有效果[58]。在对患者和护理人员的生活质量进行评估的研究中,除了 Han 等发现对患者(而非护理人员)的生活质量有积极影响外,大多数研究结显示干预组没有比对照组的生活质量改善更多。

4. 注意事项和存在的问题

在认知障碍干预中,不是所有使用现实导向的认知疗法都能有效地减缓或改善他们的认知功能,干预时间越长效果越明显,特别是 1 年的治疗干预在增强认知和记忆方面显示出显著效果,而其他持续 6 个月或更短时间的研究则没有。相比之下,在进行技能训练和混合干预的试验中,有一半对认知功能显示出积极的影响。但在应用过程中要注意,这些研究中的证据有可能存在局限性,因为大多数研究评估了大量的认知测量,只发现了一些具体认知方面的效果。此外,现有的证据似乎也不是结论性的。在分析技能训练干预时,干预的效果与干预的时间似乎也是相关的,2 年的治疗干预似乎在所有评估的结果变量中有效。在分析实验干预时间时,混合方法干预也是不确定的,2 年及以上时间的干预研究在多个维度上取得了良好的最终结果,而干预 2 周的试验在某单一维度上似乎非常有效。另一方面,其他一些短时间的试验并没有任何效果,尽管在大多数纳入的研究中证据是不确定的或矛盾的,但现有研究显示,通过技能训练或混合干预方法可以改善痴呆患者的认知功能,现实导向的认知疗法对认知障碍有影响的证据相对有限。

二、生物反馈疗法

1. 生物反馈疗法的研究现状

神经反馈(neurofeedback,NF)是一种脑电图生物反馈技术,用于训练个体通过操作调节改变他们的大脑活动。神经反馈可帮助个体学习控制或改变他们的大脑活动。它用于治疗各种神经和心理状况。Miller 最早提出了生物反馈的训练方式,通过给予反馈信号强化内脏或者腺体活动朝向一定方向,把这种强化学习的过程称为"内脏学习"。20 世纪 60 年代末,随着大脑感觉运动皮层自发电生理活动的发现以及脑生理信号采集技术的迅速发展,用于感觉运动节律(SMR)训练的 12~15 Hz 脑电图(EEG)活动被记录。以大脑活动作为靶信号的生物反馈形式即神经反馈也随之出现。脑电频谱按频段命名为 delta、theta、alpha 和 beta,每个脑电波频率可以用赫兹和微伏来测量,一般来说较慢的频率比较快的频率具有更高的振幅。NF 训练的目的是改变选定频率的幅度。在正常的老化过程中,脑电活动模式的脑电图变化与频率和振幅的降低有关(delta、theta 增加)。大脑区域的神经认知调节(如 NF)与特定的执行功能密切相关,对反应抑制、任务转换和记忆更新方面具有行为益处。根据大脑活动信号的种类,神经反馈可以分为基于电生理学的神经反馈以及基于血流动力学的神经反馈两种[65]。基于电生理学方法的神经反馈,根据提取电生理活动指标的方法与技术手段可以分为基于脑电图、基于脑磁图以及基于脑皮层电图的神经反馈方式。

在临床的脑电神经反馈应用上,以区分患者与健康对照组个体大脑活动的表征形式作为特征指标。在认知功能提高的脑电神经反馈应用中,特征的选择是基于与认知功能直接相关的指标。常见特征是脑电振荡活动的特定频段,这些特定频段的振荡活动被认为是不同大脑神经元群落之间参与到特定的认知功能而进行信息沟通的渠道[66],能从一个或者多个电极通道中进行提取。SMR 以及低频 beta 节律振荡活动(15~18 Hz)的结合训练能够改善 AD 患者的症状,应用于健康被试者则有助于提高注意力维持的能力[67]。振荡活动峰值所在的频率也被用作单通道脑电活动的特征,使用较多的频率特征是 alpha 频段(8~13 Hz)。一般来说 alpha 频率峰值所在频率在不同年龄段中呈现倒 U 型的趋势,与认知加工水平呈正相关。研究者把上调 alpha 峰值活动的神经反馈用于老年人认知功能的恢复[68]。

MCI 老年人发展为痴呆的风险很高,通过增强大脑可塑性来降低痴呆症的风险是最突出的挑战之一。一些研究集中在观察 NF 训练对老年人认知功能的益处。Luijmes 等观察到在 NF 治疗后 AD 患者的学习记忆、识别和回忆信息增加[69]。有学者研究了 SMR/theta NF 训练对 MCI 老年患者认知能力的影响。结果发现，虽然认知功能改善不显著，但焦虑降低，生活质量和睡眠质量提高。训练方案后的脑电图数据分析显示，慢频带减少，而 alpha 和 SMR 比训练前更占优势。

Jang 等[70]采用 beta 频率增强反馈技术改善 MCI 老年人的认知功能。他们调查了 MCI 患者接受 NF 训练后认知功能和前额叶皮层的血流动力学变化。5 名 MCI 患者接受了 NF 训练，在背外侧前额叶的 16 疗程中进行了为期 8 周的 beta 频率增强活动，每个疗程分为 9 个 5 min 试验。完成训练后，患者的认知功能在诸如记忆、注意力、反应时间和执行功能等方面得到显著改善。Lavy 等学者对 11 名被诊断患有 MCI 的参与者进行了训练，增加他们在中央顶叶区域上方的脑电图信号的 alpha 谱带的功率，探讨神经反馈对 MCI 患者的可能益处。该培训包括 10 个 30 min 的课程，为期 5 周。在训练之前和之后以及在最后训练后的 30 天进行认知和脑电图评估。整个训练过程中，alpha 频率峰值呈剂量依赖性增加，训练后的记忆力也显著改善，并且在 30 天的随访中保持了这种效果。而在此评估中，alpha 频率峰值返回了基线。该研究结果表明，神经反馈可以改善 MCI 患者的记忆力，并且这种益处可能会在训练期之后仍得以维持。

Luijmes 等[69]采用定量脑电图对 10 名患者进行了神经反馈训练。参加者年龄在 61～90 岁，所有患者均接受旨在评估治疗前后认知功能的剑桥认知测试。研究者使用可靠的变化指数(reliable change index, RCI)分析的单个结果表明，接受神经反馈治疗的患者具有稳定的认知功能。这些患者在神经反馈和其他认知功能稳定后显示出记忆能力的改善。另外，在信息回忆和识别方面也观察到了改进。

最近的研究显示，MCI 患者进行 NF 训练后，MoCA 和中枢神经系统生命体征某些领域的评分有改善，且前额叶皮层的平均氧合血红蛋白的减少得到恢复[70]。研究中采用前额叶皮层的血流动力学反应，评估在工作记忆(working memory, WM)任务期间 NF 训练前后的脑活动，而 WM 经常被情绪分散[71]。通过高唤醒和负面图片使情绪分散后，前额叶皮层的平均氧合血红蛋白值降低，是由于情绪分散抑制了氧合血红蛋白的激活。因此，MCI 患者的 NF 训练通过情绪变化和认知功能的改善来恢复记忆中断。Lavy 等对认知功能与脑活动的关系的研究中发现，NF 训练改善了 MCI 患者的视空间记忆，并与峰值 alpha 频率相关，但脑活动没有明显变化[72]。此外，一项对健康老年女性和遗忘型 MCI 女性患者的对照研究发现(见图 3 - 1)，基于游戏的 NF(20 次，每次 30 min，每周

2～3次)提高了WM、空间信息保留能力、完成任务的策略以及视觉持续注意能力,并且基于游戏的NF可以改善对注意力的认知控制,进而改善认知功能,但是由于遗忘型MCI女性患者在空间WM(如策略、模式识别记忆和短期视觉记忆)中表现出紊乱[73],因此,对于遗忘型MCI女性患者NF仅改善了部分认知功能。

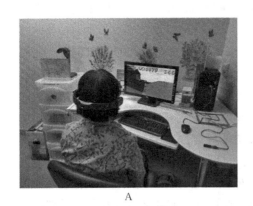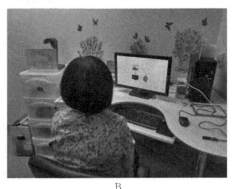

A
B

图3-1　神经反馈(NF)干预课程[73]

A. NF干预课程;B. NF辅导课程

神经反馈还包括另外一种技术,即实时功能磁共振成像(real-time functional magnetic resonance imaging, rt-fMRI)神经反馈,它是一种新兴技术,描述特定结构中激活的视觉反馈,可以实时显示,用于训练大脑激活或演示大脑活动的意志控制,可以对不同患者提供个性化策略的神经反馈。MacDuffie等人首次使用rt-fMRI作为元认知意识而不是技能训练的工具,为接受认知行为疗法的参与者提供相应的神经反馈。结果表明,rt-fMRI神经反馈可以增强先前学习的认知策略的临床影响,还能提高参与者对特定策略有效性的元认知意识,从而加强他们在日常生活中使用这些策略[74]。然而,rt-fMRI存在一些局限性,如患者需要固定、需要训练有素的人员和手术费用高等,并需要依据患者的个人情况来选择合适的治疗方法。

针对脑卒中患者的研究发现,经颅激光治疗(transcranial laser therapy, TLT)改善了其神经系统预后[75],通过诱导细胞增殖以及抗氧化、抗炎和抗凋亡起到了神经保护作用,可作为脑卒中的一级/二级预防措施。使用经颅激光治疗对于脑血流量受损的中早期患者是有效的,因为它的有益作用是基于未受损大脑自然的代谢神经可塑性,而不是基于较少的生理学和较难概括的细胞修复过程。综上,无创经颅激光治疗是一种安全、便利的线粒体增强工具,结合其他增强细胞呼吸的策略,是治疗以神经变性和认知障碍为特征的神经疾病的综合方法的一部分,但也需要进一步的研究验证经颅激光治疗刺激细胞色素氧化酶与其改善认知功能之间的因果关系。

2. 神经反馈的机制理论

对于脑电神经反馈的机制理论,目前仍然缺乏一个统一的观点,在这些理论中共有4种观点[76]。第1个是操作学习理论。操作学习理论是斯金纳基于经典条件理论的修改,也是生物反馈训练的基础理论。该理论认为只要偶然的反馈或者奖励强化了正确或者期望的大脑反应,对于大脑活动的控制就会进行。在脑电神经反馈中,运用区别性的反馈刺激把不同的大脑活动进行区分,并且通过正反馈的形式不断强化大脑对于这种正反馈的反应[77]。操作学习理论强调神经反馈过程中前额叶脑区以及纹状体通路对于不同反馈刺激的选择性参与作用,认为这个通路是神经反馈中自我调节活动得以成功的关键因素[78]。

第2个理论是双重加工理论。该理论从被试者摸索神经反馈调节策略的过程,结合前馈和反馈学习的过程来对神经反馈学习进行解释。在双重加工理论中,如果被试者能够在摸索的过程找到有效控制反馈信号的策略,会继续对其进行强化加工,使得对这个策略的使用成为自动化的过程;而对于一直没能找到合适策略的被试者,只能通过加工反馈信号来引导大脑的学习,或者无法学习对信号的自我调节,因此造成了在神经反馈训练中的不同效果。在双重加工理论中,研究者认为对于无法找到有效策略的被试者,需要在有明确指示以及没有明确指示下交替进行神经反馈训练。

第3种理论是意识学习理论。该理论认为神经反馈信号提供了被试者意识到的大脑活动的信息,这导致了对这些有效信号的自主控制。与操作学习理论不同,意识学习理论强调了对强化物的意识才是强化偶然反应的重要因素,只有当个体意识到这些信号中包含大脑活动的信息时,才会把反馈信号作为强化物与大脑活动连接在一起。但是意识学习理论缺乏具体的脑活动机制,并且后续的研究认为对于反馈信号的意识并不是控制大脑活动所必需的。

第4种理论是全局工作空间理论。这种理论认为在脑电神经反馈中对神经活动的学习控制,是通过反馈信号作为刺激引起大脑广泛、全面的活动而实现的。全局工作空间理论基于大脑是一个具有多重功能动态稳定性的系统,一旦大脑内部稳态的临界线被打破,大脑就能在多个相互排斥的状态之间进行临时交替。而在神经反馈中,认为反馈信号对大脑的刺激是检索与反馈信号相联系的生理活动机制,受到反馈刺激后,大脑会通过全脑的广播机制寻找合适的局部适应反馈事件的单元。因此这个广播信号是一个全局的信息,但是只有与反馈信号对应的神经活动所在的单元才可以对这个全局信号产生响应。该理论还认为这种广播信号同样是以不同频段的振荡活动信号进行发送的,产生反馈刺激生理活动对应的源头能够通过振荡活动中传递的信息而对这个信号作出响应。在响应的过程中,全局工作理论基于赫布学习的理论,认为能够对全局信号进行响应的活动会被一致性的突触捆绑在一起,从而使全局发射信号的神经元群落和响应信号的神经元群落形成相互连接的状态,在一定时间之后就会加强彼此的联系,从而使得这些神经元群落更容易形成较为稳固的连接通路[79]。

3. 注意事项和存在的问题

神经反馈作为实验操纵条件用于研究特定神经活动对认知功能或者行为表现的作用机制。在未来的发展中,神经反馈能够在个体化特征上有巨大的发展空间,与传统实验中实验组使用相同的训练特征不同,机器学习技术、脑电量化技术以及脑电溯源技术能够使得神经反馈训练脑电特征的提取更为灵活以及个性化,同时也有效地加强了对眼电伪迹、肌电伪迹、全脑容积效应伪迹的控制。而结合其他脑成像技术的神经反馈模式,也能够克服神经反馈模式中空间分辨率不足的问题,并且能够获得更为精确与高阶的特征指标。

三、怀旧疗法

怀旧疗法(reminiscence therapy,RT)作为一种有效的心理治疗方法,多用于老年痴呆患者和老年群体,主要通过诸多有形的提示(如熟悉的物品、照片、音乐和视频等)唤起人们对过去情景、情感的回顾和讨论,起到改善情绪、认知和提升主观幸福感等积极的疗效[80]。

1. 怀旧疗法的研究现状

自从 1979 年 Kiernat 报道了第 1 项针对老年痴呆症患者的研究以来,这种方法被广泛应用于各种形式。然而该研究发展相对比较缓慢。在 2012 年的系统回顾中,Subramaniam 等着重于个人回顾工作,确定了 5 个随机对照试验,主要是小样本研究[80],在怀旧疗法中"简单的回忆"和"生活回顾"之间的区别是突出讨论的。简单的回忆可能是在一个人或一个群体的基础上,而生活回顾通常是单独进行。家庭护理人员与痴呆患者共同参与回忆小组是进一步的发展,使用简单的回忆,但可能对已有的关系产生影响。

在进行干预时,怀旧工作的类型及其目标需要明确界定。考虑到痴呆患者怀旧工作时,关键的区别是"简单的"怀旧工作,它关注的是个体对自己生活故事的理解,具有整合功能[80]。简单怀旧工作可以单独进行,也可以集体进行。生活回顾/生活故事回忆几乎总是个人的,而简单的女性主义可以在一对一的环境或团队中开展。生活故事的工作通常需要特定的人的记忆触发器,一般的触发器可能足够触发广泛的故事和记忆。

怀旧工作,包括生活回顾,一直以来都对情绪低落的老年人有帮助[81]。其效果可与医学和其他社会心理方法相媲美。生活回顾也可能有助于预防老年人的抑郁[82],并在总体上提高老年人的生活满意度和生活质量。在长期护理环境中有抑郁情绪的老年人也会受到影响。考虑抑郁情绪在痴呆患者中更为常见,回忆工作可能有助于改善情绪。

在认知老化的背景下,怀旧工作是有认知的基本原理的。痴呆症患者通常能够回忆起他们童年的事情,但却不能回忆起更多的事情,甚至是同一天的早些时候。当痴呆症通常伴随着学习新知识的巨大困难时,利用明显保存的远期记忆似乎是一种明智的策略。通过这种方式与人的认知能力相联系,沟通可能会得到加强,让人能够自信地谈论自己早年的生活和经历。事实上,对远期记忆的研究表明,对特定事件的回忆并没有相对地保存下来;人一生的表现会受到影响,但痴呆症患者和所有老年人一样,会有一种"自动记忆障碍",会回忆起更多年轻和青春期的记忆,有些记忆是经过精心排练、大量练习的项目或轶事。一个人在中年时期几乎完全没有自传体记忆,可能会导致过去和现在的脱节,也会导致这个人很难保持清晰的个人认同感。从认知的角度来看,非传记性记忆和交流是关键。

2. 怀旧疗法的方法

针对不同的群体,怀旧材料是不同的。怀旧工作包括使用有形的提示或记忆触发器来刺激讨论和回忆过去的活动和经历。这些触发器可能包括照片、家庭用品和其他过去熟悉的物品、音乐和存档录音。近年来,随着科技的发展,数字技术提供了以一种新的方式呈现和组织许多数字记忆的触发器。数字触发器有多种形式进行怀旧治疗,如交互式多媒体讲故事装置、多媒体传记、联网的回忆系统、媒体"记忆通道"、基于互联网的回忆作品、个性化的回忆照片视频、互联网的可视电话、个性化的多媒体系统、记录实体的数字生活故事等。在应用过程中所采用怀旧材料的内容从具有一般特征的材料到具有高度个性化的材料。

怀旧疗法既可以一对一的个人回忆治疗,也可以进行团体回忆治疗。个人回忆治疗强调个人世界的自省,而团体回忆治疗强调人与人之间的互动。在开展治疗过程中的一般情况下,个人怀旧疗法 20～50 min/次,1 次/周,6～12 周为一个疗程;而团体的怀旧疗法一般要求人数在 10～15 人,30～90 min/次,1～2 次/周,6～10 周为 1 个疗程,干预需要由经过培训的专业人员进行引导回忆。

在已经实践过的各种个人回忆工作中,生活故事书的创作似乎是最有效的。传统的生活故事书包括照片、图片和文本,通常按时间顺序或以主题排列,分享个人传记的重要方面。具体的事件和轶事经常被包括在内。一个数字生活故事书有一个潜在的附加好处,包括音乐(强大的记忆触发器)和其他听觉材料(包括旁白)以及使用视频剪辑和照片。以电影的形式,这种数字生活故事书可以让痴呆患者独自或与他人一起观看,而且相对不费什么力气。

3. 怀旧疗法的临床效果

(1)怀旧疗法对认知功能的影响:怀旧疗法能有效改善认知功能,一个可能的机制是怀旧过程调用的是远期记忆,而认知障碍患者最先受损的是近期记忆,远期记忆可以留存得更久。这使得怀旧疗法能够适用,并作为抵抗不断消失的记忆的一种方法。陶荣等将老年认知障碍患者随机分为干预组(怀旧疗法)和对照组,干预12周后发现干预组认知功能评分明显高于对照组,认为怀旧疗法能有效改善认知障碍患者的认知功能[83]。2018年的一项研究比较了认知刺激疗法与怀旧疗法对认知功能的影响,两组被试者接受连续10周(50/min、1次/周)的治疗,发现两组患者12、24周后MMSE评分明显增高。短期内认知刺激疗法的效果好于怀旧疗法,但长期来看,两者没有差异,均可以改善认知功能[84]。

(2)怀旧疗法对认知障碍患者情绪的影响:抑郁情绪在认知障碍患者中比较常见,并会对认知功能产生不良影响。怀旧疗法被认为是改善情绪方面最有效的非药物干预措施。怀旧疗法通过帮助认知障碍患者回忆人生往事,对过往发生的事件进行整合,促使患者更加清晰的认识自我、接纳自我、提高自信心。同时在回忆积极的、愉悦的人生事件中,获得正向的情感支持。研究人员对41例MCI老年人进行对照研究,干预组在对照组的基础上进行怀旧疗法干预,结果发现干预组较对照组抑郁和焦虑水平明显下降[84]。Chang等对22例痴呆伴抑郁症状的患者进行怀旧疗法干预6周,怀旧的材料包括儿童时期的玩具、过去的婚礼、中国传统节日春节、经典老歌等,结果发现干预后患者的康奈尔抑郁量表的评分明显降低[85]。

(3)怀旧疗法对日常行为能力的影响:怀旧疗法能有效改善日常行为能力。认知障碍患者存有回忆或重组过去经验的能力,通过怀旧疗法的干预可以使患者愿意依靠自身的能力去改变和利用环境,适应生活,达到增强日常生活自理能力的目的。邓小岚等对VD和AD患者分别进行怀旧疗法干预,发现怀旧疗法可以显著地改善MCI患者的日常行为能力[86]。

4. 注意事项和主要问题

怀旧疗法作为一种辅助医疗手段的社会心理干预方式,对认知障碍患者具有一定的积极作用。怀旧疗法的形式从早期的一对一,发展到一对多的团体怀旧治疗,从有形、可见的怀旧材料发展至生动的影像、照片和音乐融为一体,到移动式的智能多媒体的软件等。怀旧疗法的疗效也存在一定的异质性,未来的研究应该着重大样本、严格的实验设计来保证研究的可靠性和说服力。

第四节 音乐疗法

随着人口老龄化,痴呆已成为一个全球性的疾病负担。全世界大约有 4 700 万人患有痴呆。中度至重度痴呆患者经常出现认知功能减退和痴呆的行为与心理症状,如焦虑、攻击、抑郁、焦虑和冷漠。非药物干预被认为是治疗痴呆行为和心理症状的一种可行的策略,因为没有明显的不良反应。一些系统综述表明,包括音乐疗法、认知训练、体育锻炼、心理治疗在内的非药物干预对有 MCI 和痴呆的老年人的认知功能、行为问题、情绪和功能能力有积极的影响。

痴呆患者在记忆、思维、语言和日常活动方面逐渐出现困难。痴呆症通常与情绪和行为问题有关,这可能会降低一个人的生活质量。在痴呆症的后期阶段,人们可能很难用语言进行交流,但即使他们不能说话,他们仍然有哼唱或随着音乐演奏的能力。因此,音乐疗法可能特别适合痴呆患者。

一、音乐疗法概念

音乐疗法,包括互动音乐疗法和接受性音乐疗法,被提议用于老年痴呆症患者。互动音乐疗法采用的是一种人际交往的方法,参加者在音乐治疗师或受过培训的医疗保健提供者的监督下演唱或演奏乐器,如演奏手铃或一件简单的乐器。接受性音乐疗法使用一种相对简单和较少互动的方法,让参与者待在一个安静的地方听他们喜欢的音乐。它可以在最少的专业支持下进行自我管理。

音乐疗法是一门新兴的边缘交叉学科,是医学、心理学与音乐相互结合、相互渗透的产物。音乐疗法不仅应用于心理疾病,临床上包括康复医学和康复治疗过程中也使用音乐疗法对患者进行干预和康复。音乐疗法是一种系统、科学、有计划的治疗方式,通过音乐疗法,可使治疗对象达到积极与健康的状态[87]。音乐疗法包括听音乐、玩音乐、唱、演奏音乐、修改创作音乐及游戏等多种方式。不同种类、不同方式的音乐可有针对性地应用于不同的患者。音乐有身心两方面的作用,既可引起个人的情绪兴奋、集体的亲密感等,还可以让人的各种情绪表现与一定的音乐节奏相契合。

二、音乐疗法的作用

音乐疗法是一项低成本的在痴呆领域进行神经心理学、认知和社会行为目标的重要方法。它要求研究、实践、教育和临床培训以音乐疗法(世界音乐治疗联合会)的专业标准为基础。许多研究表明音乐疗法有利于提高 AD 患者的认知功能并减轻 AD 患者的神经精神综合征。由于音乐疗法对 AD 患者及其照顾者没有不良反应,音乐疗法成为干预的理想选择。音乐疗法对认知障碍患者的效益主要来自 3 个方面:认知能力、行为和神经心理症状。

基于音乐的治疗干预有两种主要类型:主动型和被动型(通常两者相结合)[88]。接受互动音乐疗法(主动型)和常规治疗的老年人在行为和心理症状上没有显著性差异。采用接受性音乐疗法(被动型)的老年人在焦虑、行为问题和冷漠方面有显著改善[89]。

越来越多的文章证明音乐疗法可以改善 AD 患者的多个认知域,包括注意力、反应速度、记忆、定向和执行功能[90]。经过 6 周的干预[91],Gomez Gallego 等发现 AD 患者听喜欢的音乐可以显著提高其记忆和定向功能,抑郁和焦虑也得到了改善。此外,音乐疗法对中度 AD 患者的谵妄、幻觉、激动、易怒和语言障碍效果显著[92]。Kim 等证明了包括音乐疗法在内的多领域认知刺激可以提高单词列表识别和回忆测试分数[93]。Satoh 等[94]提示 6 个月治疗后,听音乐和歌唱能提高 AD 的精神运动速度,使神经精神量表(NPI)评分下降。音乐疗法后未观察到睡眠时间延长。由 Arroyo - Anllóem 等进行的临床试验表明,听不熟悉的音乐会降低 MMSE 和 FAS 测验的分数,而听熟悉的音乐组的认知测试分数没有变化[95],提示音乐疗法在 AD 过程中的预防和保护作用。然而,上述试验几乎都是关于轻度或中度痴呆患者的。因为身体或认知问题,重度的 AD 患者可能不会与科学家合作完成音乐治疗试验[96]。例如,他们可能通常不唱歌,或者不能参加神经心理学测试等。因此,很少有关于重度 AD 患者的研究。Narme 等[97]比较了中度、重度 AD 或混合性痴呆患者的音乐疗法与烹饪疗法。结果表明,音乐和烹饪都能改善患者的情绪,改善他们的行为、口腔疾病,但并未显示出认知状况方面的益处[97]。另外,Simmons-Stern 等[98]的研究发现,与口语文本相比,AD 患者和健康老年人在歌词内容的记忆测试中表现出更好的成绩。然而,两组参与者在对特定抒情内容的记忆测试中,唱和说的表现都是一样的。这表明,音乐可以增强对以熟悉为基础的内容的优先敏感性,而不是增加记忆过程的回忆。

Palisson 等[99]同时也验证了对于 AD 组和健康组来说,歌唱文本比口语文本更容易被记住,在编码阶段的口述音乐可以促进学习和保持。然而,Simmons-Stern 等[100]进行的另一项研究发现,只有 AD 患者对歌词的识别准确率高于口语文本,这在健康老年人组中是不存在的。因此,科学家们提出音乐允许更全面的编码,音乐通过提高 AD 患者的唤醒水平而提高注意力。

三、音乐疗法在康复中应用的机制

关于音乐疗法对 AD 的认知效应的文章越来越多,但对音乐疗法机制的讨论较少。音乐疗法对认知障碍预防与康复的作用机制主要有神经可塑性机制,神经发生、再生和修复机制,神经内分泌机制和神经精神机制四大理论。

1. 神经可塑性机制

Satoh 等[94]使用功能磁共振成像(fMRI)来检测大脑功能的变化,而 AD 患者用卡拉 OK 设备唱着熟悉的歌曲。结果表明,与对照组相比,6 个月的 AD 音乐训练后,完成日本乌鸦的彩色进步矩阵(raven's colored progressive matrices, RCPM)的时间减少了。应用 fMRI 技术观察音乐疗法组与干预前相比,右角回和左舌回神经活动的增加情况。结果表明,音乐疗法配合歌唱训练可提高 AD 患者的认知神经效能。这也反映出音乐可能在 AD 脑神经可塑性机制中起着重要作用。

2. 神经发生、再生和修复机制

音乐是由特定的神经回路处理的,这些回路可能与语言和其他更高功能重叠,但对它们当然不是从属的。例如,像许多复杂的认知任务一样,较高水平的音乐感知在某种程度上是"偏侧化"的,也就是说,它们主要发生在大脑的一侧。语言主要是在左半球进行处理,并执行各种推理任务,但是在大多数人中,较高水平的音乐感知力主要发生在右半球。有研究表明,音乐影响人类从胎儿到成人的颅神经。科学家发现音乐对神经元的反应有影响,并改变了细胞的数量。此外,Sarkamo 等[101]进行了一项临床研究,表明听音乐能促进痴呆症患者的早期神经元恢复和认知。因为有证据表明类固醇调节神经发生、神经保护和认知,而音乐活动与类固醇激素之间有很强的关系。因此,通过听音乐调节类固醇水平是实现神经元的发生、再生和修复的机制之一[102]。

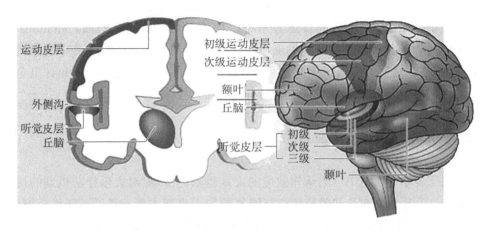

图3-2　音乐信息从丘脑传递到听觉皮层,听觉皮层在大脑的两侧分开

3. 神经内分泌机制

先前的研究已经证明音乐疗法对激素水平有影响,包括皮质醇、睾酮和雌激素。此外,Fukui 等[103]招募 AD 患者听选定的音乐和歌曲。干预 1 个月后,患者浮躁行为明显减少,17β-雌二醇和睾酮的分泌明显增加,与干预前相比,差异有统计学意义($P<0.05$)。这意味着激素通过音乐疗法对 AD 患者有预防性影响。考虑到激素(即 17β-雌二醇)有助于预防 AD 的恶化,但有严重的不良反应,音乐疗法是非侵入性的、安全的替代激素治疗的较好选择。

与此同时,一些研究表明,音乐促进了几种神经递质、神经肽和其他生化介质的释放,如内啡肽、内源性大麻素、多巴胺和一氧化氮[104]。这意味着音乐对人类的奖励、压力、唤醒、免疫和社会属性有影响[105]。

4. 神经精神机制

还有一种观点认为,是情绪而不是音乐疗法影响 AD 患者的认知测试分数。有趣的是几乎所有研究都表明音乐疗法对神经精神症状和认知功能有治疗作用[92]。Irish 等[106]以维瓦尔第的《四季》中的"春天"为背景,验证了音乐条件下对 AD 自传性记忆回忆的改善。同时,焦虑情绪也有所缓解,这反映出焦虑情绪的减轻可能是音乐增强自传体记忆的机制之一。研究者也发现悲伤音乐是最有效的自传体记忆,与音乐相关的神经精神症状对语义记忆有很大的影响[107]。

四、音乐疗法的技术

音乐疗法一直应用于认知障碍领域。在不同的临床试验和研究中,可以观察到许多音乐疗法不同技术的应用。音乐疗法由一位合格的音乐治疗师主持，治疗师会根据不同的患者的情况，通过心理和康复方法，对音乐疗法进行调整。音乐治疗师在评估患者的优势和需求后，结合治疗目标，运用音乐创作、唱歌、律动、聆听等形式来帮助患者改善功能状态，在生活中强化及转换技能。音乐疗法对一些感到难以用言语来表达的人群来说是一种有效的工具。音乐疗法在认知障碍中应用的技术包括听音乐、唱歌、基于音乐的干预、背景音乐、音乐活动和多感官刺激。

1. 听音乐的干预

在认知障碍的音乐疗法中，广泛采用的是接受性音乐疗法。听音乐主要为接受性治疗[90]。利用聆听的方式促进听觉能力，包括注意力、持续度、记忆力、感受力、辨认能力等。Tabloski 等的研究表明，像帕赫贝尔的《卡农》这样的平静音乐是一种有效的、非药理学的策略，康复治疗师、护士和其他护理人员可以使用它来减少认知受损的疗养院居民的激动行为[108]。早在 1998 年的一项针对双胞胎的研究中，Johnson 等就报道了一个患有 AD 的人在听了莫扎特的《D 大调双钢琴奏鸣曲》后，时空推理能力得到了增强[109]。一些综述关注了音乐对痴呆患者的使用，发现音乐对他们的行为和社会交往有有益的影响，但对他们的认知有不一致的影响。

莫扎特《D 大调双钢琴奏鸣曲》(KV 448)的第一乐章"精神快板"被称为智力增强的"莫扎特效应"，并被认为与大脑皮层在时空过程中的放电模式的组织有关，尽管一些研究人员反驳了这一发现[109]。帕赫贝尔的《卡农》对情绪和认知有镇静和解忧的作用，对边缘系统和副交感神经系统有一定的影响[110]。这些都是西方世界为音乐治疗所熟知和研究的经典音乐作品。一个人对某段音乐的反应也可以调节音乐的效果，这取决于一些因素，如熟悉度和偏好。不同的文化背景对莫扎特的《D 大调双钢琴奏鸣曲》和帕赫贝尔的《卡农》的音乐效果可能是不同的。

2. 唱歌的干预

唱歌也被广泛用于认知障碍人群的干预。Satoh 等让 10 名 AD 患者用卡拉OK 演唱他们最喜欢的歌曲 6 个月。卡拉 OK 是一种在患者唱歌时自动播放伴奏音乐的方法。许多人非常熟悉卡拉 OK，它是通用的、令人愉快的。人们可以在伴奏过程中调节自己的声音。经过 6 个月音乐治疗干预的患者的进展性基质减少，神经精神症状改善。除上述外研究者比较了将不同类型的情感音乐（包括快乐、悲伤、自助餐厅的音乐、没有情感成分的音乐、没有音乐）分别作为音乐治疗的效果,他们发现,带有悲伤情绪的音乐是唤醒自传经历最有效的方法,特别是对于远期记忆的体验[107]。这表明音乐中的情绪在痴呆的回忆记忆过程中起重要作用。

3. 音乐节奏和旋律的干预

此项技术总是要求音乐治疗师使用音乐元素,如节奏或旋律作为伴奏,以帮助患者记住口头内容。Simmons-Stern 等在 2010 年第一次比较对 AD 患者唱歌词和口语歌词的识别效果。他们发现与口语相比,音乐可以增强大脑对语言信息的编码能力[98]。一项有趣的研究由 Palisson 和他的同事进行,他们比较了语言文本与 3 种不同的伴奏的记忆效果。数据显示与其他两组相比,歌曲的记忆效果更好[99]。

4. 背景音乐的干预

在痴呆症患者中,有关于将音乐作为背景的临床文件。有研究显示背景音乐干预 6 个月后,MMSE 和认知功能筛查量表(CASI)得分较对照组下降幅度较小,但无统计学意义,音乐疗法组的复杂认知优于对照组。结果表明,音乐背景可以增强自传体记忆的回忆效应,减少焦虑情绪[98]。然而,背景音乐效果的机制仍然存在争议。使用音乐疗法的研究不仅包括音乐,还包括唱歌、跳舞、乐器、韵律动作等其他活动。Gómez Gallego 和他的同事要求 42 名轻度至中度 AD,不仅要听他们喜欢的音乐,还要打招呼、跳舞及演奏乐器等。为期 6 周的干预结果表明,音乐与其他活动可同时改善 AD 患者的认知状态,缓解神经精神症状[92]。

5. 多感官音乐的干预

多感官刺激是指除了对痴呆症的药物治疗外,还有一种趋势是越来越多的研究使用结合几种不同的认知刺激的干预措施,即多感官刺激。Ozdemir 和他的同事合成了多种感官刺激,包括使用轻节奏的乐器音乐治疗,绘制无生命的动画图片,以及采用时间-地点-人物的定向干预。研究表明,多感官刺激可提高 MMSE 评分,降低老年抑郁量表和贝克焦虑量表的评分[91]。最近的一篇文章报道显示,6 个月的多感官认知刺激,包括艺术、音乐、运动、回忆和园艺疗法,提高了记忆测试分数[111]。此外,Boulay 等使用 MinWii 音乐疗法电子游戏供 AD 患者使用。这款电子游戏包括音乐疗法、体育锻炼和其他认知积极的刺激,痴呆症患者对此感到非常满意[112]。也有研究证实,使用电子游戏对 AD 患者在内的神经退行性疾病具有适应性[113]。

音乐疗法可被认为是一种非药物干预,具有减轻认知功能减退、改善神经精神症状和提高 AD 患者生活质量的潜在作用。研究表明,音乐疗法能保护 AD 患者的认知,特别是自传体记忆、情景记忆、心理运动速度、执行功能和整体认知。然而,它只是 AD 干预的一种辅助方法。因此,患者不应该在音乐疗法期间停止药物治疗,它必须在痴呆的早期阶段甚至在痴呆之前开始。此外,需要更多的前瞻性、随机、盲目、统一和严格的方法学研究的临床试验,以增加更多的证据来支持音乐疗法对 AD 的影响。

第五节　言语治疗

认知障碍是世界公共卫生的主要问题之一。根据国际报道,目前估计全世界有 3 500 万人患有 AD 或相关痴呆症。随着预期寿命的增加,预计到 2030 年全球患病人数将增至 6 600 万左右,到 2050 年将增至 1.15 亿以上。痴呆症患者往往伴随着言语障碍,具体表现为失语症、吞咽障碍及构音障碍。早期进行言语康复训练对痴呆症失语患者非常必要。多数患者经过康复训练可获得不同程度的功能恢复,但恢复程度与患者病情、年龄及能否主动配合等因素有关。言语障碍的语言训练过程虽然艰难复杂,但是能帮助患者最大限度地恢复语言功能、树立自信、适应生活以及提高生活质量。根据患者病情的不同和失语的类型有针对性地进行训练,可以促进语言能力的提高。

一、失语症的治疗方法

语言是将思想编码成文字以便与他人交流的能力。语言困难是痴呆症患者的常见症状。据估计,仅在英国就有 30 000 例继发性失语症患者(痴呆是主要原因之一)。具体临床表现为找词困难(失语症),对句子缺乏理解,话语中缺乏衔接性。对患者来说,重要的不仅是失语症本身,对个人生活及其他多方面的影响也是极为严重的。失语症影响生活质量的方式是多因素的,也是相互作用的,常常导致情绪低落和社会功能下降。因此,干预措施需要同时考虑针对其继发性损害,并且减少这种损害必然产生的连锁效应[114]。

1. 有效沟通

阿尔茨海默病协会有一些策略建议来促进与痴呆患者的有效沟通[115]。比如,总是从痴呆患者前面接近他;当你和痴呆患者说话时,确保你看着他;在开始对话之前,给对方一些手势,比如握手或者称呼对方的名字;确保环境安静无扰;

使用简单的语言,说得慢一点;使用简短的句子;以成年人的身份与痴呆患者交谈,不要背对着他讲话,就好像他不在场一样;给予痴呆患者足够的时间来处理信息和做出反应;尝试着让他们实现自己的想法,用词语让他们做出选择;不要猜测痴呆患者想说什么;鼓励患者写一个他想要表达的单词,并让他大声地读出来;使用图像视图的象形图可能很有用;痴呆患者可以通过展示适当的图片来"填写"诸如"我需要"或"我想要"等问题的答案;鼓励患者使用适当的面部表情,有时可能看起来有些夸张。例如,在谈论快乐的事情时微笑,但不一定非要这样做;如果痴呆患者正在犯错误,不要纠正他,也不要对痴呆患者做出应激反应;鼓励痴呆患者使用他觉得舒服的任何交流方式。例如,手势或书写;用触摸来帮助集中注意力,建立另一种交流方式,提供安全和鼓励;避免与痴呆患者发生对抗和冲突。

2. 每日对话

每日对话有助于痴呆护理。因为它对治疗性干预具有很高的有效性,可以提供干预最终的目标水平。对话需要协作性。一个人产生有意义的对话能力不仅取决于认知能力的作用,而且也需要互动能力。如何与痴呆症患者建立联系,不仅依赖于信息的传递,而且在支持、活动和关怀方面,注重互动能力也是加强社会关系的重要途径;不仅可以探索参与者在会话中面临的挑战,还可以发现痴呆患者保留的技能。这种理解也存在一个重要方面。这些技能不仅涉及信息交流,还涉及社会交往的各个方面。因此,每日对话提供了获得技能和面对困难的方法,可用于针对个人的教育和建议[116]。

3. 计算机辅助治疗

为提高治疗效果和节省治疗师时间,鼓励失语症患者使用电子产品治疗是一个良好的办法。计算机辅助治疗程序有多种可供选择,许多程序可能在使用范围上相对狭窄,只能处理单一语言的输入或输出模式,如听、读、说和写。目前,已经有超过 100 个应用程序或其他的电子产品可以使用。在这里,我们仅列举具有某种形式和疗效证据的经过同行评审的产品。

StepByStep © 是一种专为失语症患者设计的基于计算机的多模式治疗,需要在言语治疗师的监督下使用。在 34 名慢性脑卒中患者的随机对照试验中,干预组每周训练 3 天,每次练习 20 min,共持续 5 个月,实验组的命名能力平均提高了 20%,但仅对训练项目有治疗效果。在一项双盲、安慰剂对照、交叉随机对照试验中,针对有特定语言障碍的青少年和成人进行电子治疗与药物干预(多奈哌齐)相结合。纳入的 20 名患者均处于慢性期,且患有听觉和知觉语言缺陷。两组接受了 5 个阶段的治疗,每个阶段平均治疗 37 小时。结果表明,干预组患者言语知觉有显著的普遍改善,受累越严重的患者受益越多,但多奈哌齐似乎阻碍了言语治疗的疗效。此外,最近的一项随机对照试验显示了一种新的阅读应用程序(iReadMore)的积极效果。该程序基于阅读的三角形模型,将正字法与音韵学和视觉语义学相结合,为患者带来了显著的效果。21 名处于慢性期的患者参加了实验。在 2 个 4 周的治疗阶段中,每个训练阶段平均练习 34 小时。接受iReadMore 训练的患者的受训练单词的阅读准确度和阅读速度提高了 9%,但未训练的患者单词情况无明显改善。EVA Park 是一个新颖的、伪 3D 的虚拟现实平台,包含许多功能性和新颖的治疗方式,并允许多个用户之间交互交流。失语症患者登录该平台后,创建一个虚拟人物,并在这个互动环境中与他们的治疗师会面。在 20 名患者应用该产品进行的一项对照交叉研究中,实验组 5 周内平均接受了 41 小时的治疗时间。在至少持续 5 周的功能交流中,干预产生了显著的效果。虽然未报告疗效大小,但根据 2 组平均得分的估计,沟通能力改善了约15%。这显然是一种"广泛的"疗法,更符合面对面的交流可能带来的效果。它意味着患者和治疗师可以有效地远程互动。这种方法也有希望使治疗具有足够的吸引力和效果,可以进行大量的实践。

二、吞咽障碍的治疗方法

吞咽障碍是老年人的一种常见症状。其患病率随年龄的增长而增加,70 岁以上的老年人吞咽障碍的发病率在 15%～91%。虽然各研究中的患病率估计值存在差异,但社区老年人吞咽障碍的平均患病率约为 15%,住院老年人吞咽障碍的平均患病率高达 30%。在神经系统疾病患者中,有高达 64% 的脑卒中患者和80% 以上的痴呆患者患有吞咽障碍[117]。老年吞咽障碍患者的口咽吞咽反应表现为口咽敏感性降低(尤其是神经系统和神经退行性疾病患者)、吞咽持续时间延长以及舌运动迟缓和推进力弱。吞咽障碍会导致不良的健康影响,最明显的是会提高营养不良、肺炎和死亡风险,以及增加再入院率和住院率。对于吞咽障碍的治疗,主要是减少误吸风险的适当饮食。为达到这个目的,专门从事吞咽治疗的人员可以根据吞咽障碍的临床表现采用不同的治疗方法。此外,神经科医师、老年医学专家、言语和语言治疗师、营养专家、护士、物理治疗师、作业治疗师和社会服务机构之间的多学科协作对于神经源性吞咽障碍的治疗也是至关重要的。

在临床治疗中,通常采用直接训练、间接训练以及补偿性措施等来改善吞咽障碍。直接训练是指通过调整患者的摄食量、摄食速度等,指导患者应用合理的吞咽技巧来改善吞咽功能的治疗方法,适用于意识状态清醒、病情稳定、存在吞咽反射等的患者,可以咳出误入气管的食物。间接训练是指不利用食物,只针对吞咽障碍所进行的治疗方法,包括常规训练(口唇部训练、下颌运动训练、舌运动训练及感觉刺激等)、针灸治疗和导管球囊扩张术等,适用于所有吞咽障碍患者。

传统的老年吞咽障碍治疗方案还包括补偿性措施,如增加液体适应、改变体位和动作等。在液体中添加增稠剂,以增加黏稠度并降低渗透和吸入风险,是吞咽障碍患者常用的治疗方法。欧洲吞咽障碍协会(European Society for Swallowing Disorders,ESSD)发表了一份关于食团黏度对吞咽安全性和有效性影响的共识声明[118],表明增稠剂具有黏度依赖性,即增加黏度可以降低气道侵袭风险,故可作为吞咽障碍患者的有效治疗方法。然而,由于老年患者对增稠剂的接受度低,且会产生残留物增加、食味不适等问题。因此,增稠剂仍需要改进。同时,黏度的标准化也很重要,应进行更高质量的随机临床试验,以确定每种患者表型的最佳黏度水平,并公布《标准化临床指南》。关于体位改变和摄食方法,一般要求吞咽时保持直立,并在饭后维持至少 30 min,可通过空吞咽、交叉吞咽、点头样吞咽、侧方吞咽等去除咽部滞留食物,但具体方法应根据自身状况选择。除此之外,营养适应也是治疗吞咽障碍的一个关键点。营养不良与肌肉衰减综合征、虚弱以及功能损害有关,可通过确定患者的营养状况进行针对性补充。

在老年患者中,吞咽障碍/咳嗽反射减弱、虚弱/营养不良/免疫力降低、口腔健康不良/病原菌定植等会显著增加吸入性肺炎的发生[119],可由此进行有效干预。最小规模干预(minimally massive intervention,MMI)是一项基于对吞咽障碍并发症相关的 3 个主要危险因素进行早期评估和治疗的方法,能够减少患有吞咽障碍的老年住院患者的营养和呼吸并发症[120]。MMI 包括以下步骤:第一,在容积-黏度吞咽测试(volume viscosity test,VVST)的帮助下,为每个患者提供适当的饮食,若有必要,应确定所需的液体黏度。第二,有营养不良或营养不良风险的患者应使用简易营养评估法(mini-nutritional assessment,MNA)进行确定,并接受高热量、高蛋白饮食。第三,患者和护理人员应接受优化口腔卫生的实践指导。在第 1 次评估和建议之后,每 3 个月对患者进行一次随访,以重新评估吞咽、营养状况、口腔健康和卫生状况,在必要时调整治疗方案,并评估是否符合建议。MMI 是一种简单、有效且经济的治疗措施,但仍需要更多的随机对照试验验证 MMI 的效果。

另外,神经刺激疗法也是具有前景的新疗法。根据刺激部位的差异,可分为外周刺激技术和中枢刺激技术。外周刺激技术主要为神经肌肉电刺激(咽内或经皮)和瞬时受体电位香草酸亚型 1(TRPV1)激动剂等化学或药理学刺激,如辣椒素和胡椒碱,以增加对吞咽传入通路的感觉刺激;中枢刺激技术主要为重复的经颅磁刺激和经颅直流电刺激。虽然需要更多的大规模临床研究去证明其效果，但其初步结果是令人欣喜的[121]。研究表明，热刺激、肌电生物反馈、门德尔松手法、Shaker训练、呼气肌力训练和上述的神经刺激疗法是治疗脑卒中相关吞咽障碍的具体治疗方法，但这些方法还需要在随机和多中心研究中进一步验证。对于AD患者的吞咽障碍，相关证据表示，液体黏度可能会降低误吸风险。在任何情况下，所选方法的有效性应通过纤维内镜下吞咽功能检查（fiberoptic endoscopic examination of swallowing，FEES）或电视透视吞咽功能检查（video fluoroscopic evaluation of swallowing，VFSS）进行评估。

虽然关于认知障碍患者的吞咽障碍治疗研究较少，但可参考上述治疗方法，根据患者的病情进行谨慎选择。由于老年人的颏舌肌功能下降，应用补偿性治疗措施易出现误吸。因此，应先全面评估老年人的意识、语言和健康状况，以保证吞咽的安全性。

三、构音障碍的治疗方法

构音障碍是神经系统病变后的常见并发症之一。常规的治疗方法涉及放松训练、呼吸训练、构音运动训练、发音训练、正音训练、环境补偿、节奏训练和替代交流方法训练等，循序渐进地对呼吸、发声、共鸣、构音、音韵进行提高。在众多常规治疗训练中，放松训练尤其适用于痉挛型患者。构音运动训练主要用于改善下颌、舌、软腭等构音器官的协调运动；发音训练主要通过松弛技术、节奏训练进行发音启动、改善音量和鼻音控制；正音训练主要用于纠正发音；补偿技术主要通过进行构音结构代偿；节奏训练主要涉及重音、节奏和语调的训练；替代言语交流方法训练通过交流板或交流仪器（例如，手势/线索、符号、照片或使用方便信息交流的电子设备）为重度患者提供交流方法，以提高患者表述的可理解性和沟通效率。

关于声音响度问题，励-协夫曼言语治疗（Lee Silverman voice treatment，LSVT LOUD）是一项应用较多的方式，通过增加发声运动的幅度、改进发声时的感觉以及高强度训练来改善患者的发声和构音，以便于提高交流能力。Rachel等发现，为期4周的声音响度治疗能够有效改善构音障碍患者的知觉和声学言语测量，以及日常交流情况[122]。同时，LSVT治疗的形式也在不断创新，可以考虑配合系统指导和线上治疗来提高治疗的便捷程度。

关于口部运动问题，主要是利用触觉和本体感觉刺激技术，遵循运动技能发育原理，促进口部（下颌、唇、舌）的感知觉正常化，抑制口部异常运动模式，并建立正常口部运动模式的治疗过程。Sandra等发现，口面部构音治疗可有效改善脑卒中后构音障碍,也可应用于家庭治疗[123]。另外,其他治疗方法也具有改善作用:本体感觉神经肌肉促进(PNF)技术可以训练言语音量的控制能力,音乐疗法可以利用韵律和节奏等改善构音功能,中西医疗法能够为提升患者交流能力提供新思路。除了训练方法的使用外,仪器设备的应用也有助于构音障碍的治疗,如电刺激治疗、计算语言障碍诊治系统治疗以及非侵入性颅刺激治疗技术。

随着对构音障碍治疗的广泛研究,更多的治疗方法和思路不断涌现。目前,仍缺乏关于认知障碍患者构音障碍治疗的研究,可参考上述治疗方法依照患者具体情况选择。构音障碍治疗越早,效果也就越好。不论是现代疗法、传统疗法,还是仪器设备的使用都已在理论方面得到较大的扩充,未来需要更多大型临床应用研究来进一步确定疗效以及完善相关治疗体系。

第六节 物理因子治疗

老年人的衰老过程与认知功能的逐渐衰退有关,特别是在基本信息处理等方面,如处理速度、工作记忆和情景记忆。多项研究表明,物理方法可以减缓甚至逆转与衰老相关的认知下降。本节通过叙述经颅直流电刺激、神经肌肉电刺激、经颅磁刺激、神经反馈和光疗等多种治疗方法,阐述了物理因子对治疗老年人认知功能的影响及作用机制,为改善老年人认知功能提供理论依据。

一、经颅直流电刺激

经颅直流电刺激(transcranial direct current stimulation,tDCS)于 2000 年被 Nitsche 等首次应用于人类,是一种对大脑皮层的无创性刺激,可改善脑功能。tDCS 的作用原理是通过 2 个表面电极(阳极和阴极),向头皮持续施加 $10\sim20$ min 的微弱电流($0.5\sim2$ mA),根据电流流向,tDCS 可在刺激 15 min 后诱发超过 60 min 的持续皮层兴奋性变化。对大脑区域的阳极刺激通常会增强兴奋性,而阴极刺激则会降低兴奋性。尽管 tDCS 包括"刺激"一词,但这种电生理技术使用的是低频电,不足以诱发静息神经元的放电,即 tDCS 不诱导静息神经元的自动放电,而是通过几分钟的直流电刺激改变神经元的静息相阈值,从而在 tDCS 后神经元能够主动放电时,改变神经元放电的程度和频率。相关证据表明,tDCS 通过突触后细胞内钙浓度的变化,引起受体改变,并且除了调节谷氨酸受体(N-methyl-D-aspartic acid, NMDA)影响突触可塑性外,tDCS 后效应通过改变依赖于 NMDA 的突触强度,或改变 γ-氨基丁酸(gamma-amino butyric acid,

GABA)的活性来改变突触微环境,抑制 GABA 中间神经元[124]。此外,tDCS 还通过调节皮层内和皮层脊髓神经元来干扰大脑的兴奋性,使位于刺激电极下方的蛋白质通道密度短暂变化[125]。研究显示,神经递质(如多巴胺)对 tDCS 诱导的可塑性产生非线性剂量依赖性影响,因为这取决于电流强度和神经递质受体反应性之间的关系[126]。

tDCS 可改善健康成人和脑部疾病患者的时空意识、注意力和工作记忆(WM),且与其他训练结合增强治疗效果。研究显示,tDCS 与老年记忆训练联合作用,通过介入方法加强默认网络(default mode network,DMN)偶联,使老年人记忆功能得以保留,且 DMN 的变化幅度与 1 天后的回忆呈正相关,即训练后 DMN 的增加程度越高,回忆越好[127]。基于计算机辅助的认知功能训练 CCT 也是一种广泛应用于认知功能训练的治疗方法,CCT 程序包含标准化任务,并有利于对任务执行情况提供即时反馈。Glisky 等于 1986 年首次描述 CCT,自此被广泛应用。研究表明,双侧电极连接在健康老年人的前额叶皮层上,使用两个刺激器来产生双侧前额叶皮层刺激,通过 tDCS 和 CCT 能较大程度改善认知功能,而手臂上的皮肤仅持续几天有轻微变色,没有观察到任何明显的不良反应[128]。一项研究在 AD 伴 MCI 的老年患者中,发现 WM 训练与 tDCS 结合治疗可改善患者的认知功能[129]。其中 WM 是指在短时间内保留信息的功能,是认知过程的重要组成部分,包括长期记忆、语言学习和执行功能。然而一项 Meta 分析显示,tDCS 对问题解决或决策任务的功能没有显著改善,且个体间和个体内的变异性很高,其中,最重要的两个因素是解剖和生理上的个体差异以及刺激时系统兴奋水平的差异(状态依赖)[130]。相关研究提示,由于脑脊液和颅骨厚度的差异,tDCS 诱导的电场存在很大的个体间差异[131]。Horvath 等的研究发现,在刺激期间进行看似无害的活动(如阅读、交谈或发短信),可能会干扰 tDCS 的效果[132]。因此,tDCS 作为一种可靠和安全的干预措施,不仅需要考虑开发提高成本-效益的方法,还需通过向特定的皮层靶点提供个性化的焦点刺激,以减少 tDCS 结果的可变性。

通过大脑不同区域的 tDCS 治疗可改善相关功能记忆。已有研究显示,在老年人前额叶腹外侧采用阳极 tDCS 治疗可增强延迟识别记忆[133],刺激前额叶皮层明显改善 WM[134],刺激颞顶部使语言学习得到增强[135],刺激右颞顶改善视觉空间记忆[127],刺激左颞顶改善语言信息记忆[135],刺激左前额叶皮层促进语言情景记忆形成[136]。其中情景记忆是衰老过程中最脆弱的认知领域之一,与日常活动密切相关。由于这些过程主要由内侧颞叶脑结构(如海马)介导,因此很难直接靶向治疗,而神经网络的几个节点参与情景记忆的过程,且易受大脑刺激的调节,分别是内侧颞、颞顶和额叶区域[137]。这些脑区的活动可通过 tDCS 功能相连的皮层区域来调节。有研究发现,左海马与左颞顶脑区的功能记忆网络偶合与个体 tDCS 诱导的认知增强程度呈正相关,证明了在年龄相关的记忆衰退中,海马内偶合起着关键作用[138],特定的连接(包括海马和角回之间的同步活动)可能是造成功能下降的中枢机制。这些发现证实了老年人海马依赖性记忆过程是由分布网络内的区域间相互作用介导的假说,可通过侧额叶和顶叶脑刺激进行调节,网络内和网络间同步活动的调节不仅在脑老化过程中起着关键作用,而且是 tDCS 功能的主要潜在机制。

除了改善功能记忆方面,tDCS 治疗对运动、睡眠以及冲突适应(conflict adaptation,CA)均有促进作用。tDCS 阳极位于左前额叶背外侧皮层(dorsolateral prefrontal cortex,DLPFC)上方,阴极位于右眶上区(见图 3 - 3),可使皮层脊髓兴奋性和脑灌注持续增加,改善了视觉空间执行功能亚核心内蒙特利尔认知评估的表现,提高了老年人的运动测试性能,改善了步态和姿势控制[139]。另外,Ladenbauer 等调查了慢波振荡(slow oscillations,SO,大振幅波<1 Hz)结合 tDCS 对 MCI 患者认知功能的影响。研究显示,通过 SO - tDCS 治疗后,增强了内源性 SO -纺锤体之间的偶合,使 SO 与快速纺锤体功率同步性增强,从而使视觉记忆增强,并增强与记忆相关的睡眠参数(SO、纺锤体及其功能偶合),改善了记忆巩固,有利于保持认知能力,降低 AD 的临床严重程度,还可以改善睡眠生理学,改善 SO 活性,增强淀粉样 β 的清除,减缓 MCI 患者疾病病理学的进展[140],并且 tDCS 对 MCI 患者的数据处理速度、选择性注意以及计划能力均有促进作用[141]。高清晰度(high-definition,HD)tDCS 通过限制流向目标脑区的电流,可实现更具有针对性的刺激。Gbadeyan 等发现,使用 HD - tDCS 定向刺激右前额叶皮层可改善健康老年人的 CA,它是一种直接衡量适应性认知控制的方法[142]。认知控制包含反应控制和主动控制。反应控制是指一种用于解决干扰的刺激后控制机制,一般这种机制在老年人中会得到很大程度的保留;而主动控制功能可有效防止干扰,被认为在高龄时受损。认知控制过程中错误率降低和反应时间减慢与老年人保留的反应机制有关。因此,HD - tDCS 主要增强了保留的反应性控制机制,在老年人错误率的反应时间上,观察到积极的行为效应。

对帕金森病(PD)患者的 tDCS 治疗研究颇多。PD 是最常见的与年龄相关的脑部疾病之一,主要定义为运动障碍,其典型症状为静息性震颤、强直、运动迟缓和姿势不稳定。然而,一些非运动性症状在病程中出现,认知能力下降和情绪障碍是最常见的症状[143]。在一项社区人群调查中发现,25% 的 PD 患者伴有 MCI,且 PD 患者累计痴呆发病率接近 80%[144],MCI 作为前驱症状,是痴呆预防研究的一个有吸引力的靶点。PD 是仅次于 AD 的第 2 常见神经退行性疾病,

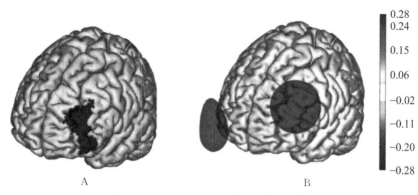

图 3-3　tDCS 电极放置及电流流动模型

A. 深色区域为左前额叶背外侧皮层(dorsolateral left prefrontal cortex, DLPFC);B. 根据脑电图放置系统,在 F3 区放置阳极(右侧圆圈),在右框上缘放置阴极(左侧圆圈),以 2.0MA 最大强度输送活性 tDCS[139]

PD-MCI 患者可满足日常生活活动,但伴随记忆缺陷、执行能力困难以及抑郁程度大,增加了 PD 患者痴呆的发病风险[145]。研究证明,对 PD 患者进行 tDCS(阳极位于左前额叶背外侧,阴极位于右眶上区)和 CCT(主要针对语言、注意和执行功能障碍以及抑郁)治疗后,极大地改善了 PD 患者的认知功能障碍和情绪障碍,尤其是改善了语言流利度[146]。Manenti 等的研究也显示,对 PD 患者左前额叶背外侧阳极行 tDCS 加物理治疗(运动疗法),显著改善了认知功能和抑郁情绪,并且在随访后的 3 个月内趋于稳定,但视觉记忆任务和其他认知能力没有得到改善[147]。因此,对于 PD 患者,阳极 tDCS+物理治疗促进额叶皮层下 PD 认知评定量表评分和语言流利度表现,而不是反映对认知过程的非特异性影响。需要注意的是,以上研究改善了 PD 患者情绪障碍的原因大部分是由于认知训练和物理疗法的联合影响。一篇 Meta 分析显示,在重度抑郁障碍患者中,经前额叶背外侧皮层阳极 tDCS 治疗后抑郁情绪症状减轻,这表明 tDCS 可以调节患者情绪[148]。一项对健康老年人的研究发现,左前额叶背外侧皮层的阳极 tDCS 治疗后,对心境和情绪的改善没有影响,可能的原因是健康的老年人调节情绪的能力已经处于一个良好的功能水平[149]。因此,tDCS 可改善 PD 患者认知功能障碍,对于情绪障碍的改善还有待更进一步的研究,以探索 tDCS 对情绪改善的机制原理。

二、神经肌肉电刺激

从广义上来说,凡是刺激神经或肌肉的电刺激均可以称之为神经肌肉电刺激(neuromuscular electrical stimulation，NES)。对 NES 的分类，目前国际上没有统一的标准，可称为治疗性电刺激(therapeutic electrical stimulation，TES)、神经性支具(neuroprosthese)、经皮电神经刺激(transcutaneous electrical nerve stimulation，TENS)、功能性电刺激(functional electrical stimulation，FES)及功能性神经肌肉刺激(functional neuromuscular stimulation，FNS)等[150,151]。NES(尤其是 FES)通过预防中枢神经系统损伤的影响来预防继发性神经源性损伤[152]。TENS 是一种简单、无创、非药理学的干预措施，通常用于疼痛控制，偶尔用于神经和精神疾病，如药物/酒精依赖、头痛和抑郁[153,154]。TENS 的原理是将电极连接到皮肤并施加电流，电流的频率可以从低($<10\ Hz$)到高($>50\ Hz$)不等。研究发现，通过对肢体反复的 NES(尤其是 TENS)，可增加脑卒中患者脑梗死局部和镜像区域的血流量，有利于认知障碍的改善[155]。

国内众多研究证明，FES 可改善老年脑卒中患者的认知和运动功能[156]。通过 30 min 的 FES(即感觉输入和被动运动)激活脑损伤的对侧(健侧半球)及同侧(患侧半球)皮层感觉及运动相关的脑区，可引起大脑运动皮层及感觉皮层的兴奋性改变。它的作用原理是模拟正常运动模式，产生功能性运动，增强本体感觉的输入，强化中枢神经系统正常运动印迹和中枢神经系统的可塑性，使脑卒中患者的认知和运动功能及能力得到改善。FES 与其他低频电刺激的不同是通过 FES 设定的参数在低频范围外，且治疗时可产生功能性活动，而不是简单的肌肉收缩动作。此外，该治疗可使老年人脑内的神经生长因子浓度明显减低，而神经营养因子能够促进神经细胞存活、生长、分化蛋白质。在基础实验中发现，FES 提高了运动皮层及海马区域的神经营养因子的浓度[157]，而外源性神经生长因子能够改善减弱的认知功能。另一方面，长期运动可使老年人患认知障碍的风险较低，而对于因疾病导致长期卧床的老年患者，由于身体功能严重减退，患者常缺少必要的感觉刺激和主动性活动，使认知功能也逐渐下降，降低了生活质量。通过 FES 治疗长期卧床的老年患者，因其模拟的正常运动模式，不会增加患者心肺负担，且能够根据患者的主观感觉调节运动频率及强度，改善了患者的认知功能，减少并发症的发生[158]。因此，无论是脑卒中患者，还是长期卧床不运动的老年人，FES 治疗针对运动不足的老年人多具有较好的效果，可有效改善患者的体能及认知状况。

低频电刺激也属于 NES 的范畴。低频电刺激主要是使用频率$<1\ 000\ Hz$的脉冲电流进行相关疾病的治疗，与直流电相比，电解作用更低，对机体所产生的不良反应更少，尤其是针对肌肉神经、肌肉运动点及感觉刺激的作用更为显著，无热量即可起到止痛作用。对于改善神经功能的机制是通过刺激局部小脑，使脑部皮层神经通路对脑部血管舒张中枢产生作用，增加脑皮层的血流动力学，并

且保护对脑组织释放神经递质,以降低因钙流失、神经元兴奋等导致的脑细胞对缺血损伤的耐受性,抑制了因缺血引起的各种炎症反应,降低机体内的自由基水平,缩小梗死面积、缓解脑水肿。一项针对社区脑梗死患者的研究表明,进行低频电刺激联合早期康复训练治疗,可有效降低患者的美国国立卫生研究院卒中量表(NIHSS)评分,改善其认知功能及运动功能[159],有类似的研究针对急性脑梗死和创伤性颅脑损伤的患者进行低频电刺激治疗后,明显改善了患者的认知障碍,提高了生存质量[160,161]。因此,低频电刺激可有效改善有脑损伤病史患者的认知功能,但在健康老年人群中的影响还有待更进一步研究。

三、经颅磁刺激

在老年人的认知治疗中,经颅磁刺激(transcranial magnetic stimulation,TMS)具有独特的优势。1985 年,Barker 及其同事首次提出 TMS,它是一种无创、无痛的刺激大脑的技术,基于法拉第的电磁感应原理,在与颅骨相切的方向释放出短暂(200~300 μs)而较大的(0.2~4.0 T)磁脉冲,产生 2 次电流,调节神经兴奋性并诱发放电。由于电刺激是局灶性的,而不是全身性的,因此 TMS 的不良反应相对较少,对认知功能不会造成损伤,也没有药物之间的相互作用,而这是老年人使用其他治疗方法中常遇到的问题。

重复经颅磁刺激(repetitive transcranial magnetic stimulation,rTMS)是具有规定频率和强度的单 TMS 脉冲,根据刺激参数可以增加或降低皮层兴奋性,即高频(>5 Hz)rTMS 有助于大脑皮层的兴奋性,而低频(≤1 Hz)rTMS 降低其兴奋性。rTMS/TMS 感应磁场的特性可以由不同类型的线圈形成,使其更加聚焦或达到更大的深度(如深 TMS 线圈,如双锥或 H 线圈),尽管深部 TMS 线圈的使用可能达到6 cm 的潜在伤害深度,但 TMS 通常仅限于头皮下 2~3 cm 的浅层皮层。rTMS 证实了 DLPFC 参与认知控制的各个方面,且 rTMS 的作用(尤其是持久的)是从直接靶向大脑区域扩散到解剖上连接的远处皮层和皮层下区域,当需要调节特定神经网络中的活动时,可在电路中的某一皮层区作为"入口"使用 rTMS。有研究对健康的老年女性进行为期 5 天的左侧 DLPFC 10 Hz 高频 rTMS 治疗,结果显示,在伴随多重信息的 Stroop 任务试验中,反应时间有显著的改善,且神经显著增强,能够引起持久的认知效应[162]。Ahmed 等的研究表明,对 DLPFC 进行双侧高频 rTMS 治疗也可改善 AD 患者在简易精神状态检查(MMSE)、工具性日常生活活动量表和老年抑郁症量表的得分,这与 rTMS 对多巴胺释放的影响有关,而低频 rTMS 治疗对重度 AD 患者无反应,甚至会出现功能恶化[163]。此外,已知神经内高磷酸化 tau 缠结可损害神经元存活和工作记忆,

且 β 淀粉样蛋白（Aβ）是 AD 的初始病理特征。在一项基础实验的研究中表明，极低频电磁场可改善转基因小鼠的认知功能，降低 tau 高磷酸化，逆转 Aβ 聚集、突触损伤和凋亡[164]。需要注意的是，TMS 和 rTMS 的刺激诱导效应不仅取决于"技术"特性，如设备特性（如线圈类型）、参数设置（如强度和频率）和实验程序（如线圈方向、在线/离线脉冲放电，分别在任务期间或之前），还有受试者相关变量，包括状态依赖性（刺激期间的神经活动水平）、年龄和最终药物治疗等也会影响 rTMS 的疗效。

冷漠是影响神经退行性变的一个关键行为问题，是一种行为启动或意图的障碍，可以不同的方式表现出来，如情绪表达迟钝（不是抑郁），以及未能启动一系列与日常生活活动相关的行为。这些行为可以由患者执行，但不是由患者发起，它是神经退行性变常见的致残行为。有报道称，MCI 患者冷漠的患病率高达 60.5%。冷漠在 MCI 早期出现，随着疾病的缓慢进展，其严重程度增加，并且有 31.9% 的老年人存在冷漠，62% 的冷漠患者的症状持续至少 1 年，其病死率是无冷漠者的 3.1 倍[165]。神经生理学和神经影像学显示，冷漠与 DLPFC、眶额皮层、内侧前额叶皮层、前扣带回和辅助运动区活动异常有关[166]。研究发现，rTMS 治疗使 MCI 患者的冷漠评分有了显著的改善，减少了认知能力的下降[167]，这是由于左 DLPFC 高频 rTMS 增强了前额叶皮层、同侧前扣带回和内侧眶额皮层多巴胺的传递，而多巴胺能药物可逆转冷漠。

四、光疗

光生物调节是利用辐射能改变生物功能。它的作用涉及光子的吸收和随后的细胞代谢过程的调节，包括神经元。经颅低强度光/激光治疗（low-level light/laser therapy，LLLT）使用红光到近红外光，或由发光二极管（light emitting diode，LED）发出，定向低功率和高通量单频（或准单色光），以无损和非热的方式调节生物功能（或诱导治疗效果）。它可提高脑部氧利用和代谢能力，从而增强正常脑功能，防止脑血流灌注减少和其他脑能量代谢损伤引起的神经功能缺损，能够改变人类的认知和神经功能，其影响与视觉通路激活或热度均无关[168]。经颅 LLLT 的光生物调节基本原理是在细胞和组织中的生色团，能够吸收光的分子，光激发下游分子的生色团，启动细胞内信号级联引起生化变化，具有潜在的药理学、生理和临床作用。而细胞内吸收光子的主要分子是细胞色素氧化酶，是一种线粒体呼吸酶，也是最丰富的金属蛋白，其吸收光谱中的波长与其催化活性作用光谱和体外 ATP 含量有很强的相关性（见图 3-4）。由于细胞色素氧化酶在氧化代谢中的中心作用，微光照被认为是线粒体向细胞质、细胞核和细胞膜等其他神经元胞室传递光信号的来源,这种体内光能机制对认知大脑功能很重要,因为神经细胞极度依赖氧化能代谢,可以通过使用经颅近红外激光刺激(transcranial near-infrared laser stimulation,TILS)上调线粒体呼吸来增加脑氧合,进而改善认知功能。1 064 nm 的 TILS 已经被证明在对右前额叶皮层的光生物调节中有效地提高了人类的认知和情感功能,并且增加了氧化细胞色素氧化酶的水平,从而改善了脑氧合水平[169]。此外,神经功能的光生物调节也已被证明能在 633～1 070 nm 的波长范围内产生疗效,Naeser 等使用 633 和 870 nm 的 LED 方式进行经颅光生物调节,改善了轻度创伤性脑损伤患者的认知功能[170]。

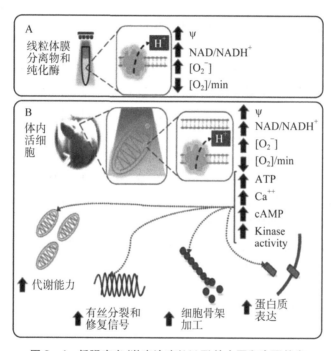

图 3-4 低强度光/激光治疗(LLLT)的主要和次要效应

A. 主要效应发生在红光到近红光照射下,由呼吸酶细胞色素氧化酶(黄色)中的发色团直接激发而成。B. 次级效应在主要效应之前没有光照的情况下发生,只有在完整的细胞代谢机制存在的情况下发生。
注:光照可以在纯化酶溶液或线粒体膜分离物的体外观察到。细胞色素氧化酶激发的主要作用是促进细胞色素氧化酶的活性,增加跨膜电位、NADH$^+$ 的氧化、耗氧量和自由基。其次级效应仅在活细胞和活体内观察到,而在膜或酶分离系统中没有观察到,并且它是多效性的,依赖于影响代谢能力的酶途径的激活、有丝分裂和修复信号的基因表达、细胞骨架加工、蛋白质的表达和转运。线粒体作为能量代谢、细胞内稳态和细胞存活信号传导的整合者,其中心作用可触发这种次级效应[171]

另一方面,随着老年人年龄的增长,脑血管疾病的风险增大。其中颈动脉粥样硬化是认知能力下降的有力预测因素,且颈动脉内-中膜厚度(intima-media thickness，IMT）也被认为是无症状患者脑损伤的危险因素[172]。有研究显示，重复 TILS 改善了老年人（包括有创伤性脑损伤史的参与者）的认知功能，具体在反应时间、正确试验次数和减少失误次数方面都有所改善，并且 IMT 值较高的老年患者的认知功能改善更为显著。脑电图检查显示 TILS 诱导的 α、β 和 γ 频率相对于预刺激基线的功率增加，同时这些脑电变化在刺激侧（右侧）和对侧（左侧）同时出现，表明 TILS 在静息状态下调制了双侧神经网络，尤其是在枕、顶叶和额叶区域，α 功率变化更大。这些变化在 TILS 之后仍然持续存在，与 TILS 诱导细胞色素氧化酶和脑氧合增加的持续时间一致；功能磁共振信号也显示脑血流量增加、脑血容量增加和耗氧量减少[173]。因此，TILS 对大脑有益的生物能量和血流动力学效应，是以一种促进认知过程的方式调节人脑的静息状态的电生理活动，多数受试者未发生不良反应且皮肤也无发热不适等现象。此外，有证据表明，继发于脑血管动脉粥样硬化性狭窄闭塞性疾病的慢性脑低灌注（chronic brain hypoperfusion，CBH）和线粒体细胞色素氧化酶的抑制是 MCI、AD、VD 和脑卒中的代谢风险因素[174]。在已经发生脑卒中患者的研究中发现，经颅 LLLT 改善了其神经系统预后[75]，通过诱导细胞增殖以及抗氧化、抗炎和抗凋亡，从而起到了神经保护作用，可作为一级/二级脑卒中的预防措施。使用 LLLT 对于脑血流量受损的早中期患者是有效的干预措施，因为它的有益作用是基于未受损大脑自然的代谢神经可塑性，而不是基于较少的生理学和较难概括的细胞修复过程。综上，无创 LLLT 是一种安全、便利的线粒体增强工具，结合其他增强细胞呼吸的策略，是治疗以神经变性和认知障碍为特征的神经疾病的综合方法的一部分，但也需要进一步的研究验证 LLLT 刺激细胞色素氧化酶与其改善认知功能之间的因果关系。

五、其他治疗方法

除了上述治疗方法外，还应该关注蒸汽刺激对认知功能的影响。蒸汽刺激可作为激活胆碱能神经元的体感刺激，使胆碱能神经元激活血管舒张剂，使心血管内皮细胞产生一氧化氮，诱导血管平滑肌细胞松弛，脑微血管扩张增加了脑血流量。胆碱能神经系统从基底前脑 Meynert 基底核投射到大脑皮层，从隔区投射到海马，可扩张大脑皮层和海马的血管。胆碱能神经元可被体感刺激激活，改善记忆和注意力，进而改善认知功能，血压和脑血流温度都是证实这种效应的生理指标。有研究表明，体感刺激可增加 Meynert 神经基底核的活动，促使乙酰胆碱释放，大脑皮层的血流量增加，增强了神经保护作用，促进神经生长因子的分泌[175]。另外，Koike 等研究显示，在 42℃ 的理想环境下进行 20 min 的蒸汽足疗，可改善轻度至中度认知障碍的老年住院患者的认知功能,因热刺激降低氧化应激反应,也会改善心脏功能[176]。其作用原理是蒸汽足疗激活胆碱能神经元,使血管舒张进而引起血压降低,鼓室温度由于血压降低而升高或是直接激活大脑,提高了颈内动脉的温度,进而使脑血流量随着鼓室温度的升高而增加,但心率没有改变,神经没有持续的兴奋性。因此,心率变异性未发生变化。

第七节　营养干预

随着人口老龄化的进展,认知障碍的患病率不断上升,这主要表现为记忆力、注意力和处理速度的下降。在众多康复治疗方法中,营养干预备受关注。与药物治疗相比,营养干预通常易于接受,便于实施且可长期安全使用。相关Meta分析表明,多种营养成分和饮食模式能够明显降低认知障碍风险[177]。因此,对于存在认知障碍的老年人群而言,应考虑进行营养干预。

一、主要营养素

1. 蛋白质/氨基酸

在三大营养素中,蛋白质及其组成要素氨基酸对于维持细胞的功能和完整性至关重要。10%~25%的老年人蛋白质摄入量低于推荐摄入量,5%~9%的老年人蛋白质摄入量低于每天 0.66 g/kg 的估计平均需求量[178]。老年人蛋白质摄入减少可能与多个因素有关,包括食物咀嚼困难、嗅觉和味觉减退以及独立购物能力降低等[179]。值得注意的是,估计平均需求量满足的是健康人群需要,这意味着患病的老年人群可能更易存在蛋白质摄入不足的风险。一项针对约1000名参与者的大规模调查显示,高蛋白质饮食可以降低 MCI 或阿尔茨海默病和相关痴呆(Alzheimer disease and related dementias,ADRD)的风险[177],这可能是由于较低的氨基酸摄入量与神经递质合成所需的蛋白质减少有关。

作为蛋白质的重要组成要素,脑功能相关的氨基酸主要为酪氨酸和色氨酸。色氨酸是神经递质 5-羟色胺的前体,基于 66 项研究结果,Mendelsohn 认为急性色氨酸耗竭会损害口头表达的情景记忆巩固[180]。相关动物模型研究也发现,色氨酸的跨血脑屏障运输可能会随着年龄的增长而减少,这暗示了老年人蛋白质摄入减少可能会对神经功能产生不利影响。另外,随着年龄的增长,多巴胺信号会出现下降且与认知障碍有关。作为儿茶酚胺(如多巴胺和去甲肾上腺素)的前体,酪氨酸天然存在于富含蛋白质的食物中。虽然尚未确定酪氨酸增强老年认知功能的机制,但它对于神经炎症似乎是有益的。酪氨酸是多巴胺合成途径中左旋多巴的前体,左旋多巴的合成取决于酪氨酸羟化酶及其辅因子四氢生物嘌呤。多巴胺前体左旋多巴的补充可以逆转促炎性细胞因子 IFN-α 对非人类灵长类动物纹状体多巴胺释放的有害作用[181]。因此,考虑通过饮食补充其前体酪氨酸可能同样有利于减少四氢生物嘌呤的炎症相关失活对多巴胺合成效率造成的负面影响。

除了氨基酸,可改变的 ADRD 风险因素也与蛋白质摄入不足有关,如运动不足、睡眠问题、抑郁和焦虑等。持续的蛋白质更新率负值会导致肌肉衰减综合征等疾病,而运动障碍和体能降低与认知功能下降有关。由此可见,蛋白质/氨基酸可能通过参与增强肌肉功能的运动方案来增强认知功能。

睡眠不仅与短期认知障碍相关,而且与 ADRD 的长期发展也有关系。在老年人群中,白天小憩和过度嗜睡以及夜晚睡眠时长已被认为是未来认知功能下降的临床指标[182]。越来越多的证据表明,蛋白质/氨基酸摄入可以对睡眠质量和睡眠时长产生积极影响。一项纳入约 5 000 名参与者的研究发现,与正常睡眠时长(每晚 7~8 小时)相比,短睡眠时长(每晚<5 小时)的参与者蛋白质摄入较少[183]。作为 5-羟色胺和褪黑素的上游前体,色氨酸可以促进睡眠质量。同时,相关研究发现,睡前摄入 3 g 甘氨酸可以改善主观睡眠质量和睡眠时间,减少白天嗜睡,增强记忆表现。此外,鸟氨酸可能也有助于改善睡眠情况。在一项针对 52 名健康日本成年人的研究中发现,与对照组相比,干预组(每天补充 400 mg 鸟氨酸)的自我报告失眠情况和睡眠时长有所改善[184]。因此,我们认为可能通过蛋白质/氨基酸摄入量改善睡眠情况,从而影响 ADRD 进程,但这仍需进一步研究证实。

心理健康对认知功能具有重要影响。研究发现,中晚年存在抑郁症状的患者有超过 3 倍以上的血管性痴呆风险。目前,关于不良心理状态的营养干预措施主要集中于色氨酸。较低的色氨酸摄入量会导致脑内 5-羟色胺水平降低,这被认为是抑郁和焦虑发生的重要风险因素。在 NHANES 2001—2012 年的调查($n=29\,687$)中,确定了色氨酸摄入量与自我报告的抑郁水平呈负相关[185],未来可以考虑通过这一途径调节认知功能。另一种可以调节不良心理状态的氨基酸是 γ 氨基丁酸(γ-aminobutyric acid, GABA),虽然它不是传统的氨基酸,但它可以作为蛋白质的组成要素。然而,在确定外源性补充的有效性之前,不建议将增加 GABA 摄入量作为缓解不良心理状态的方法。

目前,尚无关于认知障碍老年人群蛋白质摄入量的建议。欧洲临床营养与代谢学会建议,老年人的蛋白质摄入量应保持每天 1.0~1.2 g/kg[186]。对于患有急、慢性病的老年人而言,建议每天 1.2~1.5 g/kg,而重病或受伤的人可能需要更高。至今为止,关于蛋白质/氨基酸摄入与认知障碍的科学研究有限,可能更多关注点在于改变认知功能下降的相关风险因素,进而改善长期认知功能。需要进一步研究了解蛋白质/氨基酸对认知功能的直接影响和潜在机制,明确认知障碍老年人群的最佳蛋白质摄入量。

2. 碳水化合物

除了蛋白质,碳水化合物也是重要的营养素。饮食中碳水化合物的主要成分为单糖、寡糖和多糖。单糖通常存在于饼干等加工食物中,容易消化且能够快速升糖,而寡糖和多糖通常存在于水果、蔬菜、全谷物和乳制品中,具有丰富的营养素。在老年人中,常发生血糖调节异常。与健康年轻人相比,健康老年人与AD患者在摄入糖后认知功能得到改善,这反映了记忆力差可能与血糖调节紊乱有关。另外,在进行血糖控制后,2 型糖尿病患者的认知障碍有所减少,进一步支持了这一观点。

作为重要的能量来源,葡萄糖被广泛研究。葡萄糖是大脑新陈代谢的主要原料,其供应在调节认知功能中具有重要作用。葡萄糖可能通过胰岛素、皮质醇和迷走神经影响认知功能,若葡萄糖供应中断,极易影响海马等学习和记忆区域[187]。另外,许多神经递质(如乙酰胆碱和 GABA)是葡萄糖的代谢产物。目前,仍缺乏关于短期或长期摄入葡萄糖对正常认知功能或认知障碍老年人影响的研究,无法确定其是否存在益处。大量摄入简单碳水化合物,如蔗糖(葡萄糖和果糖),是肥胖、代谢综合征、相关的糖耐量降低以及 2 型糖尿病的风险因素。同时,这些也是认知功能下降的危险因素。另外,流行病学研究和大脑老化实验研究中所观察到的热量限制与记忆力增强之间的关联也暗示了长期高摄入简单碳水化合物的不利影响。然而,以蔬菜、豆类和谷物等为主要膳食成分的地中海饮食能够有效降低认知障碍风险,这些食物富含膳食纤维等复杂碳水化合物。因此,大量摄入碳水化合物对老年认知功能发展的潜在价值仍有待探讨。

3. 脂质

与蛋白质和碳水化合物不同,已有多项研究调查了脂质与认知功能的关系。一项随访时间长达 20 年的研究评估了参与者的脂质摄入量,发现总脂质摄入量越多,MCI 的风险越高[188]。相关研究发现,饱和脂肪酸、胆固醇水平与痴呆或认知损伤呈正相关,而 ω - 3(ω 编号系统,也叫 n 编号系统)多不饱和脂肪酸(polyunsaturated fatty acids,PUFA)与其呈负相关。高脂饮食可能会通过增加脑部炎症和脂质过氧化,降低脑源性神经营养因子来影响认知功能。

作为具有抗炎作用和神经保护功能的脂类介质前体,ω - 3 PUFA 在神经元细胞膜和神经元可塑性中至关重要。一项纳入了 10 项随机试验的荟萃分析表明，ω-3多不饱和脂肪酸（polyunsaturated fatty acid，PUFA）可能对认知障碍患者的某些认知区域具有保护作用[189]。同样，研究发现，富含ω-3 PUFA的食用鱼或鱼油可能能够预防AD。目前，ω-3 PUFA的研究主要集中于二十二碳六烯酸（docosahexaenoic acid，DHA）和二十碳五烯酸（eicosapentaenoic acid，EPA）。常食用富含膳食DHA和EPA的70岁以上老年人有较好的认知功能和较大的大脑灰质体积[190]。此外，DHA可以转化为具有神经保护作用的神经保护素D1。一项进行于55岁以上人群的临床试验发现，连续6个月每天补充900 mg DHA可以改善情景记忆评分[191]。相关实验研究提供了ω-3 PUFA影响认知的潜在机制，通过介质调整脑内多个进程（如神经传递、细胞寿命和神经炎症等），从而调节情绪和认知功能。脑内慢性炎症伴随小胶质细胞活化会导致神经元损伤，ω-3 PUFA可能能够通过多种途径消除炎症，即下调细胞因子表达和调节炎症反应所涉及的信号通路来抑制小胶质细胞的活化。另外，ω-3 PUFA还可以通过合成消退素等生物活性因子起到间接保护作用。迄今为止，关于补充ω-3 PUFA对老年人认知影响的研究结果并不一致，一些研究表示未在健康老年人中观察到积极影响，而另一些研究发现ω-3 PUFA可能延缓轻度认知功能下降患者的认知恶化，这可能是由于认知疾病的复杂性和ω-3 PUFA的氧化作用。联合国粮农组织建议成人每天摄入250 mg的ω-3 PUFA，这可能有助于预防心血管疾病。然而，由于未确定ω-3 PUFA对认知健康的作用。因此，无法给予认知障碍老年人推荐摄入量。在未来，需要进行大规模的前瞻性临床随机对照试验去确认ω-3脂肪酸对老年认知功能的影响和潜在机制，以及发挥其最大效益的方式和最佳摄入量。

二、微量营养素

1. 维生素

目前，与改善认知障碍相关的微营养素主要有维生素D、B族维生素、同型半胱氨酸等。维生素是一组有机化合物，是正常细胞功能、生理过程、生长发育所必需的，除维生素D外，其他的维生素必须从食物中获得。维生素缺乏或摄入不足与老年人神经认知功能低下有关，血液中叶酸、维生素B_{12}、维生素C和维生素B_2含量较低的健康老年人在记忆力和非语言抽象思维测试中得分较低[192]。

维生素D[$1,25(OH)_2D_3$]的活性形式有着与大脑功能相关的多种作用，包括神经保护和神经传递功能，神经元钙的稳态调节，诱导型一氧化氮合酶和内源性抗氧化剂谷胱甘肽的调节，以及通过神经营养因子来调节新皮层和海马的突触和神经传递。最近的研究也证实了维生素D受体的存在以及参与1,25

$(OH)_2D_3$ 合成的催化酶在整个大脑中的存在,包括认知相关区域[193]。维生素 D 缺乏症是老年人常见的一种疾病,维生素 D 低下增加了老年人认知功能下降和痴呆的风险[194]。

"B 族维生素"包含一组不同的水溶性维生素,然而作为一个整体,它们以辅酶和辅酶前体的形式在脑功能的各个层面上发挥着关键作用。维生素 B_{12} 是一种水溶性维生素,主要存在于动物性食物中,平均每天摄入 5~30 mg,储存 2~5 mg,成人平均每天需要 2.4 mg[195]。维生素 B_{12} 的作用机制可能是低维生素 B_{12} 水平可以影响大脑的功能,而这也可能由同型半胱氨酸介导,因为低维生素 B_{12} 水平与血浆总同型半胱氨酸水平的升高有关,除了对脑血管系统的影响外,还提出了同型半胱氨酸对大脑的影响机制[196]。通过使用全反钴胺素和甲基丙二酸等标记物,已经发现认知功能与维生素 B_{12} 水平相关,这种关系可能涉及脑萎缩和白质损伤,两者都与低水平维生素 B_{12} 有关。维生素 B_{12} 的水平低可能受甲基丙二酸水平升高的影响,而脑脊液中甲基丙二酸水平是血浆中的 2 倍,脑血管系统更容易受到低维生素 B_{12} 水平的影响[197]。对于低维生素 B_{12} 水平的神经毒性作用,最常见的假设是它导致 S-腺苷蛋氨酸缺乏,从而导致中枢神经系统甲基化反应不足。在 AD 患者的脑脊液和大脑中发现,S-腺苷蛋氨酸的水平较低。通过血浆全反钴胺汞浓度评估维生素 B_{12} 水平的病例,对照研究发现,全反钴胺汞的浓度低与甲基丙二酸和血浆总同型半胱氨酸浓度升高有关,而不是与总血浆维生素 B_{12} 含量有关。这与病理证实的 AD 有关[198]。低水平血清维生素 B_{12} 的受试者患认知障碍的概率比认知正常的受试者高两倍,低水平维生素 B_{12} 的临界值为<145 mg/mL[199]。建议鼓励老年人通过饮食方式保持足够的维生素 B_{12} 水平,而不是低水平的维生素 B_{12}[200]。

硫胺素(维生素 B_1)是一种重要的营养物质,参与脑代谢和细胞功能,包括碳水化合物代谢和神经递质生成,特别是乙酰胆碱和 GABA。根据研究可知,硫胺素的平均膳食摄入量为 0.7~1.51 mg/d。鉴于在氧化和葡萄糖代谢中的作用,硫胺素与神经退行性疾病有关。硫胺素缺乏症是老年人的常见疾病,尤其是住院患者,认为与较高的跌倒、AD 和抑郁的发生率有关。此外,与经年龄和性别匹配的认知正常对照组相比,AD 患者在死亡后的 2 种主要硫胺素依赖酶活性降低。在一项涉及大剂量硫胺素补充(>3 mg/d)的随机对照试验的回顾中,摄入充足的硫胺素可能与良好的营养状况有关,这影响认知功能[201]。健康老年人硫胺素与认知功能之间存在相关性,摄入足够的蛋白质和硫胺素更有可能获得良好的整体营养状况,从而影响认知功能。

同型半胱氨酸是蛋氨酸代谢过程中产生的一种氨基酸,该过程依赖于 B 族维生素,如维生素 B_{12}、维生素 B_6 和叶酸。同型半胱氨酸在胱硫醚-β-合成酶和

维生素 B_6 的作用下生成胱硫醚,胱硫醚在维生素 B_6 的作用下生成半胱氨酸。同型半胱氨酸对大脑的影响是多种的,但大致可分为神经毒性和血管效应。影响同型半胱氨酸水平的因素包括 B 族维生素、遗传因素和年龄等。年龄是决定一般人群中同型半胱氨酸水平的最重要因素,85 岁以上人群的同型半胱氨酸水平平均是 40 岁以下人群的 2 倍,而且老年人同型半胱氨酸水平升高的患病率明显高于年轻人[202]。血清同型半胱氨酸水平升高与认知功能下降和痴呆有关,是 AD 的独立危险因素。

2. 抗氧化营养素

目前,影响老年认知的抗氧化营养素有叶酸、硝酸盐、类胡萝卜素、叶黄素、姜黄素、玉米黄质及蓝莓等。包括大脑在内的大多数组织都需要叶酸来进行单碳转移反应(见图 3-5),而单碳转移反应对 DNA 和 RNA 核苷酸的合成、氨基酸的代谢和甲基化反应的发生至关重要。在年龄≥65 岁的人群中,叶酸缺乏症具有较高的患病率,主要是由于饮食摄入减少和肠道吸收不良,低叶酸水平与 MCI、痴呆(尤其是 AD)以及神经精神疾病老年人的抑郁情况有关。叶酸缺乏症是老年人群神经精神疾病发病和进展的一个重要因素,叶酸补充剂可以改善亚健康或认知受损老年人的认知功能或减缓其认知功能下降[203]。根据 AD 的年龄和组织学严重程度的回归分析发现,血清叶酸水平下降与简易精神状态测试评分下降有关。一项关于叶酸干预的老年队列研究发现,补充叶酸 3 年可显著改善认知功能[204]。在 AD 患者中,叶酸水平平均较低,叶酸缺乏症的患病率较高;在老年痴呆症患者中,叶酸水平越低,认知功能下降的风险越大[205]。

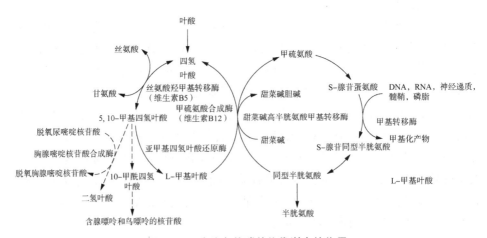

图 3-5　叶酸在单碳单位代谢中的作用

　　无机硝酸盐（NO_3^-）是近年来备受关注的一种重要营养成分，其在绿叶蔬菜（如菠菜）和根类蔬菜（如甜菜）中含量很高。此外，硝酸盐是一氧化氮的前体，一氧化氮是硝酸盐的生物活性形式，在人体内具有调节神经传递、免疫和血液流动以及改变耗氧量等作用。需要注意的是，可接受的硝酸盐日摄入量为 3.7 mg/kg[206]。老年人补充食物中的 NO_3^- 对生理和认知功能、脑血管和代谢健康存在潜在益处。

　　类胡萝卜素、叶黄素和玉米黄质具有抗氧化剂和抗炎作用，摄取这些饮食成分可能对老年人的认知健康有益[207,208]。叶黄素和玉米黄质存在于绿叶蔬菜和色彩鲜艳的水果中，它们占总类胡萝卜素浓度的 66%～77%[209]。这些植物色素广泛分布于人体组织，其中，于中枢神经组织中占主导地位的是类胡萝卜素。在类胡萝卜素中，叶黄素和玉米黄质是仅有的 2 种穿过血视网膜屏障在眼睛中形成黄斑色素的物质，它们也会优先积累于大脑。在健康老年人中，黄斑色素密度和整体认知功能之间存在显著相关性。关于脑组织中的叶黄素和玉米黄质水平与认知关系的研究发现，脑组织中的玉米黄质水平与临终前的整体认知功能、记忆保持、语言流畅性等指标显著相关。在单变量分析中，虽然叶黄素与回忆和语言流畅性相关，但这种关联强度随着协变量的调整而减弱。饮食中的叶黄素和玉米黄质可能有助于维持认知健康，叶黄素水平的提高与老年人更好的认知功能有关。

　　姜黄素是印度香料姜黄（姜黄龙眼）的主要治疗成分，因其独特的分子结构而具有很强的抗炎和抗氧化活性。姜黄素及其类似物对认知障碍相关的各个方面都是有效的[210]。同时，姜黄素也是一种浓缩在咖喱香料姜黄中的多酚化合物。最近，将这种多酚作为老年人认知功能治疗药物的方向备受关注。与从不或很少食用咖喱的受试者相比，食用咖喱量较多的受试者认知功能评分更高。姜黄素可以增强持续的注意力，显著改善工作记忆[211]。作为一种草药，姜黄素已在亚洲使用了多个世纪，它不仅能够减少全身炎症标志物，还能改善认知功能，具有潜在的有益影响。

　　食用蓝莓可能是一种预防甚至逆转与年龄相关的神经缺陷及其随后行为表现的营养方式，能够促进健康衰老。蓝莓的机制除了可能通过抗氧化和抗炎发挥作用外，还可能直接作用于增强神经元通讯的信号、缓冲钙过剩的能力、增强神经保护性应激休克蛋白、减少压力信号。同时，富含蓝莓的饮食也能增强神经和海马的可塑性[212]。食用蓝莓不仅能够预防与年龄相关的认知功能和运动功能缺陷，还可以延缓或防止年龄相关神经退行性疾病的发展。

3. 矿物质

目前的相关矿物质主要涉及锌、铁等。锌对大脑的生长和功能至关重要，缺锌会改变大脑功能,同时,与其他微量营养素的广泛混合治疗似乎可以提高锌的疗效[213]。锌不仅能够调节细胞免疫,而且还可作为抗氧化剂和抗炎剂,造成缺锌的主要因素是发展中国家高植酸含量的谷类蛋白质摄入。锌缺乏症可发生于吸收不良综合征、肝病、慢性肾病及镰状细胞贫血等慢性疾病[214],引起的主要临床问题包括生长迟缓、细胞介导的免疫功能障碍和认知障碍。除锌之外,铁的氧化还原反应可能影响认知功能,铁稳态失衡也是 AD 神经变性的前兆[215]。由此可知,改善锌和铁的含量对情绪和认知具有一定的影响[216]。

三、膳食推荐和饮食模式

膳食营养是保证老年人健康的基石,与老年人的生活质量、家庭、社会经济和医疗负担密切相关。与青年和中年时期相比,老年人身体功能会出现不同程度的衰退,如咀嚼和消化能力下降、酶活性和激素水平异常、感官反应迟钝等,这些均会影响老年人的食物摄取、消化和吸收能力,增加老年人营养缺乏和疾病的风险。因此,应针对老年人的身体状况进行针对性膳食指导。另外,由于许多膳食成分彼此高度相关,我们也应该关注适合老年人的饮食模式。

1. 膳食推荐

对于认知障碍的老年人来说,食用某些食物可能是有益的,包括鱼类和海鲜、水果和蔬菜等。关于鱼类和海鲜,一项研究发现,鱼类摄入和痴呆之间呈现显著负相关,但仅限于携带 APOEε4 基因(AD 危险因素)的人群[217]。相似的,另一项研究也发现了鱼类对认知功能下降的保护作用,并且 APOEε4 基因携带者强于未携带者[218],这表明鱼类可能对特定基因携带人群具有显著益处。鱼类富含 ω-3 PUFA,有增加神经突起生长和突触产生、神经生长以及促进抗炎的作用,从而影响认知功能。

关于水果和蔬菜,大多数观察性研究表示,食用更多的水果和蔬菜可以减慢认知功能下降速度,降低痴呆风险。氧化应激和炎症被认为是认知功能下降的潜在致病机制,而水果和蔬菜中含有丰富的抗氧化营养素。关于坚果和橄榄油,源自 PREDIMED 研究的亚组临床试验发现,在地中海饮食的基础上,对 55~80 岁的认知健康人群补充富含抗氧化营养素的食物(坚果或橄榄油)能够防止认知功能下降[219]。然而,这些试验并未将这些食物从地中海饮食中分开分析,无法判断独立作用。

另外,关于豆类,研究发现,67%的蛋白质摄入和 30%的油和脂肪摄入来自大豆。近期一项大型研究显示,与未摄入豆制品的参与者相比,经常摄入豆制品的参与者痴呆风险降低了 20%[220]，但仍存在关于大豆及其相关食物与认知功能关系的矛盾结果。更多的研究集中于大豆异黄酮，考虑将其作为绝经后女性的膳食补充剂。一项进行于 56 名绝经后女性的研究报告了补充大豆异黄酮的认知益处。发现与对照组（安慰剂）相比，干预组（补充大豆异黄酮）的言语记忆方面获得明显提高，并且其他认知方面也有改善趋势[221]。然而，并非所有关于大豆异黄酮的临床试验均显示出有益影响，现有证据并不能完全支持高大豆及其相关食物摄入量与良好认知功能之间的关联。关于肉和乳制品，一项针对 60 岁以上参与者的研究发现，高牛奶和乳制品摄入可以减少 AD 的发生率[222]。然而，另一项针对 45～64 岁参与者的研究发现，与很少喝牛奶的参与者相比，每天至少喝一杯牛奶的参与者认知功能下降速度更快。当前关于这些类型食物的研究比较有限且结果并不一致，需要进一步研究证实其相关性。

除了膳食推荐，某些饮料可能有益于认知健康。关于酒精饮料，虽然酒精并不是一种对人体具有明显益处的物质，但相关证据表明，适度饮用某些酒精饮料（女性每天少于 1 杯，男性每天 1～2 杯）可能有助于心血管疾病的长期结局[223]。一些观察性研究发现，适度饮酒（每天 1～3 杯）有助于减少痴呆发生率，减缓认知功能下降速度，尤其是红葡萄酒。关于咖啡和茶，它们是咖啡因和一些生物活性物质（如多酚）的常见来源，其成分具有抗氧化、抗炎和神经保护作用。一些研究认为存在剂量反应增加，而另一些研究认为仅轻中度饮用（每天约 3 杯）可能对认知功能有益。关于这些饮料对认知功能的影响仍缺乏临床试验，需要进一步研究去证实这一关联。

目前，尚未确定关于认知障碍老年人群的膳食指导方案，可考虑在一般人群膳食指南的基础上，补充适合认知障碍老年人特点的膳食指导内容，推荐参考《中国居民膳食指南（2016）》。对于缺乏营养素的老年人而言，可参考表 3-1 所示的食物营养素列表进行选择。

一般人群膳食指南和老年人补充膳食指导内容如下：

1）食物多样，谷类为主

（1）每天的膳食应包括谷薯类、蔬菜水果类、畜禽鱼蛋奶类、大豆坚果类等食物。

（2）平均每天摄入 12 种以上食物，每周 25 种以上。

（3）每天摄入谷薯类食物 250～400 g，其中全谷物和杂豆类 50～150 g，薯类 50～100 g。

（4）食物多样、谷类为主是平衡膳食模式的重要特征。

2）吃动平衡，健康体重

（1）各年龄段人群都应天天运动，保持健康体重。

（2）食不过量，控制总能量摄入，保持能量平衡。

（3）坚持日常身体活动，每周至少进行 5 天中等强度身体活动，累计 150 min 以上，主动身体活动最好每天 6 000 步。

（4）减少久坐时间，每小时起来动一动。

3）多吃蔬果、奶类、大豆

（1）蔬菜水果是平衡膳食的重要组成部分，奶类富含钙，大豆富含优质蛋白质。

（2）餐餐有蔬菜。保证每天摄入 300～500 g 蔬菜，深色蔬菜应占 1/2。

（3）天天吃水果。保证每天摄入 200～350 g 新鲜水果，果汁不能代替鲜果。

（4）吃各种各样的奶制品，相当于每天液态奶 300 g。

（5）经常吃豆制品。每天吃大豆 25 g 以上，适量吃坚果。

4）适量吃鱼、禽、蛋、瘦肉

（1）鱼、禽、蛋和瘦肉摄入要适量。

（2）每周吃水产类 280～525 g，畜禽肉类 280～525 g，蛋类 280～350 g，平均每天摄入总量 120～200 g。

（3）优先选择鱼和禽。

（4）吃鸡蛋不弃蛋黄。

（5）少吃肥肉、烟熏和腌制肉制品。

5）少盐少油，控糖限酒

（1）培养清淡饮食习惯，少吃高盐和油炸食品。

（2）成人每天食盐不超过 6 g，每天烹调油 25～30 g。

（3）控制添加糖的摄入量，每天摄入不超过 50 g，最好控制在 25 g 以下。

（4）每日反式脂肪酸摄入量不超过 2 g。

（5）足量饮水，成年人每天 7～8 杯（1 500～1 700 mL），提倡饮用白开水和茶水，不喝或少喝含糖饮料。

（6）尽量戒酒，成人若饮酒，男性一天饮用酒的酒精量不超过 25 g，女性不超过 15 g。

6）杜绝浪费，兴新食尚

（1）珍惜食物，按需备餐，提倡分餐不浪费。

（2）选择新鲜卫生的食物和适宜的烹调方式。

（3）食物制备生熟分开，熟食 2 次加热要热透。

（4）学会阅读食品标签，合理选择食品。

（5）多回家吃饭，享受食物和亲情。

（6）传承优良文化，兴饮食文明新风。

7）聚焦老人，膳食推荐

（1）少量多餐，细软食物，细嚼慢咽，预防营养缺乏。

（2）建议足量饮水，每天饮水量达到 1500～1700 mL，首选温热白开水。

（3）积极户外活动，延缓骨质疏松。

（4）乐于参与运动，维持适宜体重。

（5）摄入充足食物，鼓励陪伴进餐。

表 3-1　食物营养素列表

营养素	主要食物（部分食物重复出现）
蛋白质	鱼、虾、禽肉、猪牛羊肉等动物性食物； 牛奶，建议老年人多喝低脂奶及其制品，乳糖不耐受的老年人可以考虑饮用低乳糖奶或食用酸奶； 大豆及其制品（豆腐、豆腐干等）
钙	奶类和豆制品； 海产类（海带、虾、螺、贝）； 高钙低草酸蔬菜（芹菜、油菜、紫皮洋葱、苜蓿等）； 黑木耳、芝麻等天然高钙食物
铁	瘦肉（猪牛羊）、禽、动物肝脏、血等动物性食物，红菇等天然食物，注意浓茶、咖啡会干扰食物中铁吸收，不建议吃饭前后 1 小时内饮用
锌	扇贝、生蚝、口蘑、牡蛎等
维生素 B_6	谷物（全麦谷物、玉米、糙米、高粱、藜麦和麦芽等）、豆类、坚果和种子、肉、肝和肉制品以及鱼
维生素 B_{12}	动物产品（乳制品、蛋、肉、鱼和肝）含有酵母或经微生物发酵食品（如啤酒）和强化食品（如即食谷物）
维生素 C	水果（浆果、柑橘类水果、猕猴桃、荔枝和木瓜等），蔬菜（芽甘蓝、花椰菜、卷心菜、甜椒和西红柿等）以及香草和香料（欧芹和香葱等）
维生素 D	鱼（尤其是脂肪鱼）和鱼肝、全脂乳制品（或强化低脂食品）、蛋黄，肉和肉制品以及内脏（尤其是肝脏）
维生素 E	植物油、坚果和种子，一些高脂鱼类（如沙丁鱼、鲑鱼、鲱鱼、箭鱼和鳟鱼），蛋黄和全麦谷物
叶酸	深绿色多叶蔬菜、豆类、橙子和葡萄柚、花生和杏仁、内脏（肝脏和肾脏）以及面包酵母
类胡萝卜素	黄色或橙色蔬菜（番薯、胡萝卜和南瓜等）、深色多叶蔬菜（菠菜、西兰花和莴苣）和黄色或橙色水果（杏、桃、芒果和甜瓜）
黄酮类	水果（主要是柑橘类水果、香蕉和浆果）、蔬菜（欧芹和洋葱）、茶（红茶和酿造茶）
ω-3 脂肪酸	鱼（二十碳五烯酸和二十二碳六烯酸），一些植物油和坚果（如亚麻籽、菜籽油和核桃仁）
低胆固醇 （<90 mg/100 g）	瘦猪肉、青鱼、鲑鱼、龙虾、海蜇皮、鸡胸肉、一般淡水鱼、一般海产鱼、巧克力蛋糕、巧克力冰淇淋、炼乳、羊奶、脱脂奶粉、牛奶、酸牛奶等
中胆固醇 （90～200 mg/100 g）	肥肉（猪牛羊）、瘦牛羊肉、鳗鱼、鲳鱼、鳕鱼、黄鱼、鲫鱼、黄鳝、猪肚、腊肠、牛肥肠、干贝、泥鳅、鸡肉、猪油、牛油、全脂奶粉等
高胆固醇 （>200 mg/100 g）	猪蹄、猪心、猪肝、鹌鹑蛋、鸡蛋黄、鱿鱼、虾、虾籽、小虾米、虾皮、鸭蛋、鸡蛋、鱼肝油、鲫鱼子、蚬、墨鱼、银鱼、带鱼、螃蟹、奶油等

2. 饮食模式

由于不同膳食成分之间存在生物相互作用，因此，与单独营养素或食物相比，涉及多种膳食的饮食模式可能更有助于认知障碍等慢性疾病的老年人群。地中海饮食是当前研究最为广泛的饮食模式，大多数观察性研究表明，较高的地中海饮食依从性与较慢的认知功能下降速度和较低的 MCI 及其发展风险有关。一项纳入了 43 个试验的荟萃分析也提供了有力证据，发现某些食物摄入与较低的痴呆风险有关，如不饱和脂肪酸、抗氧化营养素、B 族维生素和地中海饮食[177]。然而，尚不确定地中海饮食改善神经元活动的生物学机制，可能是由于地中海饮食富含 PUFA、抗氧化物质和矿物质等营养素，这些均对病理性神经退行性过程（如氧化应激、神经炎症、胰岛素抵抗和脑血流量减少等）具有积极影响。

除了地中海饮食，高血压防治计划（dietary approaches to stop hypertension，DASH）饮食和神经退行性延迟地中海 - DASH 干预（Mediterranean-DASH intervention for neurodegenerative delay，MIND）饮食也是与认知健康有关的饮食模式。关于 DASH 饮食，已有多个试验证实了其具有改善老年人心血管功能的作用。由于血压过高与较高的认知障碍和血管性痴呆风险有关。因此，DASH 饮食可能有益于认知障碍老年人。一项纳入了 826 名参与者的研究表明，经过平均 4 年随访后，较高的 DASH 饮食评分与较慢的情节记忆、语义记忆和整体认知功能下降速度有关[224]。关于 MIND 饮食，这是一种涉及神经保护性膳食成分与大脑健康相关食物的新模式。一项随访长达 7.4 年的研究表明，MIND 饮食评分与老年认知功能下降速度有关[225]，并且评分越高，认知功能下降速度越慢。常见的认知功能相关饮食模式所涉及的营养素和膳食成分参考表 3 - 2。虽然现有大量关于地中海饮食、DASH 饮食和 MIND 饮食的流行病学数据，但仍缺乏相关的临床试验来进一步确定其潜在益处。

表 3 - 2　认知功能相关饮食模式

饮食模式	营养素	膳食成分
地中海饮食	高摄入叶酸、维生素 E、类胡萝卜素、黄酮类和其他抗氧化营养素、膳食纤维和单不饱和脂肪酸，平衡摄入不饱和脂肪酸，合理且大量摄入 ω - 3 脂肪酸，低摄入饱和脂肪酸	高摄入水果、蔬菜、全麦和橄榄油；经常摄入发酵乳制品、坚果、种子、香草或香料；强调摄入植物蛋白（豆类）和海鲜，而不是红肉；经常饮用花草茶；适量饮用葡萄酒

（续表）

饮食模式	营养素	膳食成分
DASH 饮食	高摄入钾、镁、钙、膳食纤维和蛋白质，高摄入叶酸、维生素 E、类胡萝卜素、黄酮类和其他抗氧化营养素，低摄入饱和脂肪酸、总脂质、胆固醇和钠	高摄入水果、蔬菜、低脂乳制品和全麦，合理且高摄入瘦肉动物蛋白，低摄入红肉，强调低摄入饱和脂肪、反式脂肪、钠和糖食物
MIND 饮食	高摄入叶酸、维生素 E、类胡萝卜素、黄酮类和其他抗氧化营养素、膳食纤维和单不饱和脂肪酸，低摄入饱和脂肪酸和反式脂肪酸	增加摄入绿叶蔬菜或其他蔬菜、坚果、浆果、豆类、全麦、鱼类、家禽、橄榄油和葡萄酒，减少摄入红肉、奶油（人造奶油）、奶酪、甜点、糖果和油炸或快餐食品

四、其他营养干预

水是大脑正常运作所必需的营养素，摄入量减少/脱水与精神紊乱、易怒、嗜睡和认知功能减退有关。老年人的饮水量需求比较复杂，社交活动和积极的环境可能是增加老年人饮水量的有益因素。研究表明，老年人的脱水情况不能仅依靠体征判断，还需进行实验室检查（如血清钠浓度）[226]。水合作用可能是预防认知功能下降和痴呆的重要、可改变的危险因素，但很少有研究调查老年人饮水量与认知功能之间的关系。鉴于可参考证据有限，尚不能得到脱水对认知功能影响的明确结论。另外，乙酰左旋肉碱（acetyl-L-carnitine，ALC）是人体天然形成的左旋肉碱乙酰化形式。据报道，在神经退行性疾病和衰老模型中，ALC 可以保护外周和神经系统突触[227]。然而，是否能够将其作为认知障碍老年人群的膳食补充剂仍需要进一步验证。

值得注意的是，热量限制可能会通过上调脑源性神经营养因子和减少海马氧化应激而对认知功能下降产生保护作用[228]。一项随机对照试验显示热量限制与认知障碍无关，但这一试验存在样本量小、统计效能有限等局限性。虽然热量限制似乎可以防止动物模型的认知功能下降，但仍缺乏明确的随机对照试验证据。

作为新兴领域，微生物（即细菌、真菌和病毒等）可能在认知障碍中也具有重要作用。在疾病情况下，大脑和微生物的通信受到干扰，会加强病理途径。脑部异常活动可能会改变肠道状况，导致神经炎症和淀粉样蛋白沉积物增多。与此同时，微生物变化也会增加大脑中代谢产物的产生，加剧神经炎症、抑郁和焦虑。有人认为，增加蛋白质摄入量可能会导致致病性微生物增加，提高患病风险。目前，潜在机制尚未得到阐明，并且一些蛋白质可能会对微生物产生积极影响[229]。对于这一领域，仍需进一步研究以明确营养干预与微生物之间的关系及其对认知障碍的影响。

五、联合干预

在正常饮食中，添加膳食补充剂有助于改善无痴呆老年患者的营养状况，并且对营养不良的低体重患者更有益。饮食是预防和改善痴呆状态的因素之一，多酚类和膳食抗氧化营养素可以降低 AD 和其他类型痴呆的患病率。饮食指导依从性好的患者，如果每天联合补充 0.25 mg 叶酸和 2.5 mg 维生素 B_6，血清同型半胱氨酸水平可降低约 25%[230]。在一项为期 4 个月的双盲干预试验中，将安慰剂、单独补充叶黄素（12 mg/d）、单独补充 DHA（800 mg/d）与联合补充 DHA 和叶黄素的老年妇女进行比较，发现单独补充 DHA、单独补充叶黄素和联合补充组的语言流畅性得分均显著提高，而联合补充组的记忆评分和学习能力也有所上升，这表明补充 DHA 和叶黄素可能以相加/协同的方式在改善老年人的认知功能中发挥作用[231]。老年人（尤其是痴呆患者）的营养评估和早期饮食指导是改善生活质量的重要措施，鼓励并实施营养补充，给予多种营养素支持，特别是富含抗氧化营养素和多酚的天然食物，不仅能够改善记忆力，还可以延缓或减少包括 AD 在内的神经退行性疾病的进展。

另外，体力活动对老年人认知功能存在有益的影响，体育锻炼结合营养干预可能显著改善认知和身体功能。采用随机干预设计评估了补充 ω-3 脂肪酸联合有氧运动和认知刺激（目标干预）与补充 ω-3 脂肪酸联合非有氧运动（对照干预）对 MCI 患者认知功能和灰质体积的影响，发现目标干预可维持甚至增加 MCI 患者额叶、顶叶和扣带皮层灰质体积，这表明 ω-3 脂肪酸联合有氧运动和认知刺激具有防止 MCI 患者发生 AD 相关大脑区域萎缩的潜力[232]。认知障碍和运动功能障碍都与营养不足有关，营养不足可能导致这两个领域的缺陷。关于认知障碍，需要确定相关的危险因素和潜在机制，以改善目前的风险评估程序和干预措施，从而维持老年人的功能独立性。值得关注的是，可改变的生活方式因素（如饮食和身体活动等）可能通过对心血管、炎症等其他途径的影响来防止或延缓认知功能下降。因此，明确健康的生活方式在认知障碍中的作用可能有助于建立有效的防治策略。

第八节　中医学疗法

认知功能障碍在中医学属于"痴呆""善忘病""恍惚""呆病"等病证的范畴，老年人较为多见，其病因多为年老肾衰[233]、脑髓失充和神机失用；其病位在脑，与肝、心、肾、脾等脏腑失调密切相关，尤以肾为发病根本[234]；其病机为本虚标实、虚实夹杂。多数学者认同认知功能障碍是综合因素所致，有的认为和淤血相关；或以血淤为主，与痰饮、气机、肾虚等多重因素有关。实验和临床研究表明，中医学疗法在防治认知功能障碍方面效果较好，安全性高，不良反应小，尤其在改善症状、缓解病情、延缓病程、改善患者的生存质量、提高其预后等诸多方面有一定的优势，前景广阔，值得推广。

一、针刺疗法

针刺疗法是以中医学理论为指导，以经络腧穴理论为基础，运用针刺对疾病进行防治的一种方法，具有适应证广、疗效明显、操作方便、经济安全等优点。现代医学认为脑组织的慢性缺血导致组织萎缩和神经的功能退化是认知障碍的结构基础。针刺疗法可刺激大脑皮层，通过调节神经内分泌而抑制神经组织及内皮细胞产生并释放内皮素，进而增加病灶局部循环血量，利于中枢神经系统功能恢复。此外，针刺疗法还具有保护脑细胞、改善认知功能等作用。

有研究结果表明，针刺疗法可通过降低血清白细胞介素 6（IL－6）、肿瘤坏死因子 α（TNF－α）等炎性因子水平而发挥改善脑梗死后 MCI 患者认知功能等作用。徐建国等[235]选取头穴（包括四神聪、神庭、百会及风池等穴），以 1.5 寸毫针联合电针仪对干预组 MCI 患者进行电针治疗，并与口服尼莫地平片的对照组患者进行对照研究；研究发现，电针治疗组患者各量表测评结果均优于药物治疗组患者的测评结果，在改善患者认知功能方面尤为明显。林鸿[236]选取 80 例老年痴呆患者，行头针疗法，取四神聪、百会穴，或取顶颞前斜线、后斜线及顶旁一线，并根据患者的具体病证进行配穴，治疗总有效率为 82.5%。由此可见，针灸对老年人认知功能障碍的治疗有良好效果，在穴位的选择上主要以醒脑开窍的百会、四神聪、风池、印堂为主；在归经上主要以督脉和肾经为主，再根据患者的证型选取不同的配穴。

二、灸法

灸法即中医学针灸疗法中的艾灸法，是用艾叶制成的艾柱或艾绒等产生的热量刺激体表穴位或特定的部位，通过激发经气的活动来调整人体生理生化功能，达到防病治病目的的一种非药物干预方法。艾灸可以起到刺激局部、调节经络、调节免疫的作用，具有温经散寒、行气通络、扶阳固脱、升阳举陷、拔毒血热等独特优点。痴呆病灸法治疗的穴位选择基于调补气血理论[237]。一是补气血，在于补阳法，以调补督脉为主，主穴为督脉穴：百会、大椎、至阳、命门、四神聪、风府、风池、哑门、上星及神庭；配合补肾阳及补脾阳，配穴为脾经肾经穴：足三里、悬钟、大钟、太溪及肾俞。二是调气血，在于调周身气机，选穴以膻中、中脘、气海、血海、外关、膈俞、肝俞、三阴交、丰隆、阳陵泉、太冲及梁丘为主。

在近年来的研究中，灸法展现出一定的优势，有实验证实灸法疗效确切，可增强老年大鼠脑组织内胆碱酯酶活性，使信息的获取和存储能力得以改善，从而提高大鼠学习记忆能力。外周血神经营养因子（BDNF）水平与脑内 BDNF 水平呈正相关。研究表明 MCI 和 AD 患者的血清 BDNF 水平均有升高。灸法可显著增加海马 CA1 区脑源性 BDNF 及其受体酪氨酸激酶（TK）B 的表达，对有退行性变化的神经元起神经营养和保护脑细胞的作用，进而改善患者的认知功能。朱才丰等[238]探究通督调神灸抗 MCI 模型大鼠 Aβ 过度表达的机制发现，通督调神灸的作用机制是通过降低脑内早老素 1（PS1）mRNA、β 位点淀粉样前体蛋白剪切酶 1（BACE1）mRNA 的表达水平，阻断 Aβ 的产生，并通过降低血清 IL-6的水平，阻断 Aβ 的过度表达引发的炎性反应及级联效应，以达到治疗 MCI 的目的。研究表明，温阳补肾灸可有效提高 MCI 患者的 MMSE 评分、ADL 评分及MoCA 评分，改善患者认知功能及日常生活能力。

三、穴位贴敷

穴位贴敷是一种独特的穴位结合药物的治疗方法，其以中医学理论为基础，以整体观念和辨证论治为原则，根据药物各自的属性，辨证用药，在相应的腧穴上进行贴敷，通过刺激穴位可疏通经络、调理气血，使之在病体的相应穴位进行吸收，发挥其药理学作用。该疗法已广泛用于治疗各种临床疾病，避免了口服给药可能发生的肝脏首过效应和胃肠灭活，通过人体体表穴位吸收药物，再通过经络的运行使相关的脏腑得到比一般注射、口服时浓度更高的药物剂量。穴位贴敷法既有穴位刺激作用，又通过皮肤组织对药物有效成分的吸收，发挥明显的药理学效应,因而具有双重治疗作用。经穴对药物具有外敏感性和放大效应,能使药物理化作用较长时间地停留在腧穴或释放到全身而产生整体调节作用。这不仅仅是穴位刺激和药物吸收两者功效的简单叠加,而是相互作用,可以取得单纯用药或针灸所不能达到的治疗效果,产生"1+1>2"的效应。

有研究表明[239],将当归 60 g、黄芪 90 g,丹参 90 g,细辛 20 g 及肉桂 20 g 研成细末,用黄酒调成糊状进行贴敷,1 日或隔日换 1 次,主穴取大椎、风池、神门、合谷,配穴取足三里、三阴交、太冲等,同时配以中药内服,可使老年 VD 患者的认知能力、记忆力、计算力、定向能力等有不同程度的提高,从而控制病情发展,提高生活质量。娄梅等[240]取石菖蒲、紫荆皮两味药行穴位贴敷,穴位选取百会穴、神庭穴为主穴,配穴为脾腧、肾腧、足三里等,诸穴合用有调理髓海、补虚泻实之效,从而显著修复脑部缺血再灌注损伤,促进紊乱的脑功能趋于平衡协调,进而恢复脑部正常生理功能。该研究表明应用穴位贴敷联合磁疗法比磁疗法治疗血管性痴呆的临床疗效更显著,提示穴位贴敷能有效改善患者认知功能,提升其日常生活能力,从而进一步改善患者预后及生活质量。

四、耳穴压豆

耳穴压豆疗法是中医学的重要组成部分,即通过在耳部穴位上贴压王不留行籽等药豆,使局部产生刺激反应,可理气化痰、活血化瘀、消瘿散结,同时调理脏腑功能,调节机体内分泌,达到防治疾病的目的。中医学认为耳朵形似倒立的胎儿,人的五脏六腑及经络均可在耳部找到相应穴位。当人体出现异常时,耳部穴位会出现反应;反之,通过刺激相应穴位可以达到预防疾病、缓解病证的作用。现代医学证实,刺激耳穴可抑制神经细胞凋亡,降低过氧化脂含量,改善脑部血流供应,最终起到减缓或抑制认知障碍的发生发展的作用[241]。

治疗组在控制原发病的基础治疗之上同时给予耳穴压豆治疗,疗程为 12 周。研究表明[242],耳穴压豆法能有效改善遗忘型 MCI 患者(心肾不交证)中医学症状,并提高患者 MMSE 评分、降低 ADAS - Cog 评分,提示耳穴压豆法对认知功能损伤具有一定改善作用。还有研究[243]应用耳穴压豆辅助治疗老年认知功能障碍患者,将黏有王不留行籽的胶布贴在心、肾、额、皮层下、神门等耳穴部位,每天用手逐穴按压 2 次,早、晚各 1 次,每穴按压 1~2 min,至耳部有热度为宜,患者有酸、胀、痛感,力度以患者可以耐受为度。1 个疗程 20 天,共治疗 3 个疗程,每个疗程间隔 10 天。结果表明耳穴压豆辅助治疗可改善 MMSE、ADL 评分,简便易行,无明显不良反应。

五、五音疗法

五音疗法是以中医学五行理论为基础,将五行与五音、五脏、五志对应,运用角、徵、宫、商、羽五种不同音调的音乐来治疗疾病。张箫月等[244]认为,阴阳脏象是五音疗法的治疗基础,气机调节是五音疗法的治疗靶点,五脏神则是五音疗法的治疗总纲,认为五音疗法作用的机理是调节人体内的气机运行,即"气的运动是人体所有生理病理的根本机制""气机升降出入运动功能障碍是导致各种疾病的根本原因"。

五音疗法选择曲目,可分两部分。第一部分,根据宫、商、角、徵、羽五音与五脏、五行之间的关系来选择曲目,宫音曲目有《高山》《秋湖月夜》《阳春》等,商音曲目有《江河水》《黄河大合唱》《汉宫秋月》等,角音曲目有《草木青青》《江南好》《江南竹丝乐》等,徵音曲目有《百鸟朝凤》《紫竹调》《蓝色多瑙河》等,羽音曲目有《二泉映月》《船歌》《花好月圆》等。五音各备3首曲目,然后根据对老人的辨证分型针对性地选择曲目。比如,阴虚质应多听羽音、商音;阳虚质适合听角音、徵音振奋阳气,增加人体活力;痰湿质宜听角音曲目;湿热质宜听宫音、羽音曲目;气虚质宜听宫音、商音、徵音曲目;血淤质宜听徵音、角音曲目;气郁质宜听角音、徵音曲目。第二部分,根据年龄、兴趣爱好以及文化程度,选择老人熟悉的喜爱的曲目,以加强记忆力和改善情绪。在静息的环境中,采取多首曲目交替播放模式,鼓励老人边听,边吟唱。五音疗法早晚各1次,每次20~30 min,持续干预3个月。研究[245]以患者体质为辨证依据,运用五行音乐对MCI患者进行辨证施护,结果显示五音疗法辨证施护能较好地改善MCI老年人的躯体自理能力、认知能力及抑郁状态,即五音疗法在MCI患者认知功能恢复和心理健康方面具有良好效果,对MCI向AD的进展也起一定的延缓作用。

六、推拿

推拿是指医者运用自己的双手作用于患者体表、受伤部位、不适所在、特定腧穴等位置,运用推、拿、按、提、揉、捏、点及拍等多种手法,达到疏经通络、行气活血、扶正祛邪、平衡阴阳等目的。推拿有利于促进机体的血液循环,改善新陈代谢状况,对慢性病患者是常用的治疗手段之一。穴位推拿能提高老年痴呆患者的日常生活能力,改善患者生活质量,在一定程度上可延缓病情进展。对养老院轻中度痴呆症老人进行手部推拿,能够在短期内有效降低整体激越行为出现的频率,且可明显改善其躯体攻击行为。

王曙红等[246]对 100 例患有 MCI 的患者进行随机分组,对照组给予常规健康教育,干预组进行双手梳头、指尖叩头、推拿百会穴、风池穴、印堂穴、玉枕穴、翳风穴、四白穴、委中穴、足底蹈趾趾腹及涌泉穴等操作,每天 1 次,每次 20～30 min,持续 3 个月后,对患者进行功能活动问卷(FAQ)的评估,发现干预组患者 FAQ 得分较对照组患者得分明显降低,在了解新事物、记得约定、独自外出及使用票据等方面明显改善。孙景贤等[247]的研究表明,穴位推拿与认知训练均可改善患者的认知功能,认为后期可将两者联合应用以进一步探讨其作用效果。推拿手法中的头枕部手法可作为非药物手段治疗脑梗死后 MCI,尤其是对合并睡眠障碍的患者效果更佳。

七、中医学特色运动干预

中医学特色运动干预主要包括太极拳、八段锦、气功及手指操等,强调整体观念,其实质是经络学说与运动的融合,强调呼吸、意念与动作的融合,意念的维持有助于干预过程中健康信念的培养。

1. 八段锦

八段锦是中国传统功法之一,最早见于北宋洪迈《夷坚志》,至今已有八百多年历史,强调呼吸、体势、意念相结合,能有效调节患者生理功能。八段锦包括"两手托天理三焦、左右开弓似射雕、调理脾胃须单举、五劳七伤往后瞧、摇头摆尾去心火、双手攀足固肾腰、攒拳怒目增力气、背后七颠百病消"8 式,简单易学,对于环境没有要求和限制,可以在社区广泛应用。12 周的八段锦训练能够显著增加老年人内侧颞叶(medial temporal lobe,MTL)、脑岛和壳核的大脑灰质体积(gray matter volume,GMV)。记忆商(memory quotient,MQ)和视觉再生分数均与左侧壳核和海马的 GMV 增加正相关。视觉再生分数的显著提高提示八段锦能有效地改善空间相关记忆功能。有学者运用具有中医学特色的八段锦对 MCI 患者进行干预后,发现患者的认知功能、运动功能及整体情况均有不同程度的改善。此外,刘涛等[248]对比发现八段锦组患者血清总胆固醇、IL‐6、丙二醛(malondialdehyde,MDA)水平低于普通组,而高密度脂蛋白胆固醇、乙酰胆碱和超氧化物歧化酶(SOD)水平明显高于普通组,认为八段锦改善认知功能可能与八段锦有降低血脂、抗氧化和抗炎的作用相关。李默逸[249]的研究显示,6 个月的八段锦运动能够显著改善 MCI 患者的整体认知功能,且干预效果优于快步走运动。静息态功能核磁共振(fMRI)检查结果显示八段锦可以显著增强 MCI 患者 DMN 双侧豆状壳核、左侧海马、左侧额下回、右侧额上回以及左侧颞中回等脑区的功能活动,从而改善患者的整体认知功能和记忆力。

2. 太极拳

太极拳对认知功能影响的可能机制主要涉及两个方面：①太极拳作为一种有氧运动,具有柔和缓慢、连贯圆整、动静结合、逆腹式呼吸的特点,有助于增加脑组织的血液灌注,满足脑组织能量和氧气的供给,减少氧化应激反应,促进神经营养因子的生成；②太极拳强调"静心用意""以意随行""心眼协调",意念、呼吸、动作相结合,动作富于多变,要求准确掌握每个动作前后的顺序,连贯地进行动作的转换,有利于不断刺激中枢神经系统,激发脑神经网络的兴奋性,改善控制记忆的海马、额叶等核心脑区的结构和功能。

王乾贝等[250]将108例MCI患者随机分为2组,每组54例。对照组发放预防手册并进行健康教育,干预组在其基础上进行规律的太极拳训练,每次40 min,每周4次,持续干预3个月,干预后对两组进行MoCA量表的评估,以观察干预前后认知功能的变化。结果发现,干预组干预后MoCA总分高于对照组得分,且干预组患者的视空间执行功能、延迟回忆能力明显优于对照组患者,认为太极拳运动可以改善MCI患者的认知功能,对改善MCI患者的记忆和执行功能具有一定作用。太极拳干预对中轻度帕金森病患者的运动和认知功能具有改善作用,并且与大脑不同区域神经元的一致性变化有关,说明太极拳对帕金森患者的大脑功能具有可塑性作用。有研究发现,接受12周的太极拳训练可以改善患者的认知功能,增加静息态下海马与内侧前额叶皮层之间的功能连接,而前额叶背外侧皮层与左侧额上回、前扣带回之间的功能连接降低,提示太极拳可以通过调控脑认知网络来发挥作用[251],接受太极拳训练可以显著提升患者血浆中脑原性神经营养因子水平,这也可能是太极拳发挥改善认知功能作用的机制[252]。

3. 健身气功

健身气功作为我国民族传统体育项目之一,是以自身形体活动、呼吸吐纳、心理调节相结合为主要运动形式的运动项目,其以中医学为理论基础,具有独特的养生价值,也是中华悠久文化的组成部分。健身气功习练过程中不断地调息(呼吸吐纳),使得老年人心肺功能得到改善,进而改善大脑血液循环和氧供,对认知功能产生效益。养生功的调息能提高人体生物电流和机体活性,改善神经系统功能,使大脑各区域脑电波趋向同步,脑细胞电磁活动高度有序化、神经传导加快等,改善神经系统功能。调心(心理调节)也使得老年人从整体上处于平静、舒畅的精神状态,通过冥想、意念等集中注意力,能提高个体对认知取向的警觉。冥想可从改变脑功能和脑结构、心理调适和维持完整的端粒结构等方面改善老年人的认知功能,对预防和改善老年人认知功能障碍有积极的影响[253]。老年人锻炼健身气功对其认知功能具有积极影响,且在一定范围内随着锻炼周期的延长其锻炼效果越好。

4. 手指操

运动手指可通过刺激手部经络、穴位,让大脑相应区域得到刺激,形成新的兴奋点。从中医角度讲,手部集中了诸多穴位,通过刺激经络可激发经气、调解阴阳,达到充脑补髓的效果。从西医角度讲,手部在运动中可活跃锥体系和锥体外系神经网络的信息传递,激发神经冲动传导,刺激高级控制中枢系统,强化大脑对机体的控制力。手部精细活动与认知功能具有同步性,手指运动能激活多个脑区的大脑皮层功能,延缓认知功能下降。手指操作为手部运动的一种锻炼形式,对认知功能具有改善作用。

加入手指操康复训练的 AD 患者,认知和生活自理能力得到显著提高,病情发展得到延缓。提示手指操可有效帮助患者恢复运动、理解、记忆、思考等能力。Kim 等[254]探讨拍手、握拳松拳、双手连续手指反转对大脑皮层激活的影响,通过功能磁共振成像技术检查呈现 14 名认知功能正常老年人运动系统区、前运动区、前额叶皮层的变化情况,结果表明拍手运动对整个大脑功能反应区影响最大,其中对运动系统区、前运动系统区改变较大,而双手连续手指反转对前额叶区改变较大。由此可见,手指不同形式的运动刺激能够激活大脑不同的皮层运动区域,从而达到延缓大脑神经进行性衰退的目的。有研究表明[255],手指操训练能够保持老年 MCI 患者认知水平,延缓患者认知受损的进程,且能够提高或保持日常生活能力,值得进一步推广运用。手指操锻炼能有效改善 MCI 老年人的注意与计算、延迟回忆等认知领域功能;可缩短 MCI 老年人信息处理的加工速度,以及增加大脑在认知加工过程中动员有效资源的能力,对改善患者的认知功能有很好的疗效。

人口老龄化是目前世界共存的问题,随着年龄的增长,人的认知功能逐渐衰退,不仅造成老年人群生活质量下降,同时巨额医疗及护理费用也给家庭及社会带来沉重的经济负担。中医学疗法在防治老年人认知障碍方面有独特的疗效,具有安全性高、不良反应小等优势。但是现有研究由于样本量小及中医的辨证比较复杂,需要进一步对其作用机制进行探讨。

第九节　临床药物治疗

一、化学药物治疗

目前,临床上认知障碍的治疗仍是以化学药物为主,经国内外大量研究表明,化学药物治疗可以改善和缓解认知障碍的临床症状,提高患者的生活质量。由于造成认知障碍的病因复杂、疾病种类较多。因此,临床治疗的效果因人而异,故强调用药应遵循个体化原则。目前,治疗认知功能障碍常选择的化学药物为胆碱酯酶抑制剂、谷氨酸受体拮抗剂、改善脑部代谢药物、抗氧化剂、激素替代治疗以及他汀类与其他调脂药物。

1. 胆碱酯酶抑制剂

大脑中存在着乙酰胆碱酯酶(acetylcholinesterase,AChE)和丁酰胆碱酯酶(butyrylcholinesterase,BChE)两种不同的胆碱酯酶。其中,BChE 在正常的脑组织中仅占 20%,而 AChE 占 80%,两者共同调节乙酰胆碱的分解。AChE 是一种丝氨酸蛋白酶,具有氨肽酶和羧肽酶的活性,主要存在于运动神经终板突触后膜和脑部的神经突触中,主要功能是将作为神经递质的乙酰胆碱水解,起着终止神经传导的作用。另外,AChE 也参与了神经细胞的成熟和发育,并能促进神经元的再生。BChE 也是丝氨酸酯酶的一种,又存在多态性,最为常见的多态性为 K 型,主要表达于神经胶质细胞,分布于大脑皮层底层、海马、杏仁核和丘脑,但其水解乙酰胆碱的活性较低。

目前,认知功能障碍的发病原因尚不十分明确,根据胆碱能假说表明,患者的基底前脑的胆碱能神经细胞缺失,AChE 的活性升高,而作为神经递质的乙酰胆碱含量下降。因此,针对该假说以 AChE 为靶点,通过抑制 AChE 的活性是治疗认知功能障碍的经典策略。已有临床研究表明,轻中度 AD 患者在服用 AChE 抑制剂后,抑制 AChE 的活性可显著增加中枢乙酰胆碱的含量,使乙酰胆碱得以在突触处积累,提高脑胆碱能神经元功能,认知功能得到明显改善[256]。现对临床上使用的胆碱酯酶抑制剂作如下总结。

(1) 他克林:为第一代 AChE 抑制剂,是第一个获美国食品药品监督管理局批准用于治疗轻中度 AD 的药物。他克林是一种非选择性可逆的 AChE 抑制剂,也可作为组胺 N-甲基转移酶的抑制剂[257],对单胺和离子通道具有活性,极易透过血脑屏障。但是临床研究表明,由于他克林半衰期较短,且具有较强的肝毒性以及消化道不良反应,临床上已对其使用较少,也未能进入中国市场。

(2) 利斯的明:为第 2 代 AChE 抑制剂,是氨基甲酸类的 AChE 抑制剂,且是选择性在大脑区域内抑制 AChE 和 BChE 的双重抑制剂,尤其对海马体及大脑皮层有高度的选择性,可增加神经细胞突触间隙 AChE 的浓度,并有较长持续时间的活性。实际上,利斯的明是毒性生物碱毒扁豆碱的半合成衍生物[258]。自1997 年以来,该药物以胶囊和液体制剂的形式出现,并在 2006 年成为世界上第1 种被批准用于治疗轻中度认知障碍的药物。临床研究表明,服用利斯的明可以明显抑制大脑海马和皮层的 AChE 的活性,从而有效地提高乙酰胆碱的含量,且对 AChE 的抑制作用可以长达 24 小时,属于长效的 AChE 抑制剂[259]。一项纳入 17 项研究的荟萃分析显示,AD 患者越早使用利斯的明,疗效越明显,并使用多种认知功能评估量表,结果均显示服用后可显著改善认知功能[228]。

(3) 多奈哌齐:属于苄基哌啶类化合物,是第 3 代 AChE 的可逆性抑制剂,是第 2 个获美国食品药品监督管理局批准的药物。作为一种可逆性 AChE 抑制剂,多奈哌齐对 AChE 的选择性高,对 BChE 的选择性低[260],因此,没有明显的外周胆碱能作用,药物不良反应较小,且没有明显肝毒性,现已成为目前临床上最常用的改善认知障碍症状的药物。同时,可抑制单胺氧化酶活性和金属螯合作用,参与调节神经系统平衡,增加记忆力[261]。此外,有研究纳入 174 名早期AD 患者进行双盲随机对照试验,实验组患者每日服用 10 mg 多奈哌齐,对照组服用安慰剂,1 年后与基线时脑核磁共振成像扫描结果相比,服用多奈哌齐的患者 1 年后海马体萎缩率降低了 45%[262]。另有回顾性综述表明多奈哌齐能从多方面为 AD 患者带来积极的影响,可起到抑制胆碱酯酶活性、抗 Aβ 聚集、抗氧化应激等作用[263]。

(4) 加兰他敏:是来源于石蒜属植物中的一种菲啶类生物碱,可作为 AChE 抑制剂与烟碱受体的变构调制剂。加兰他敏最初从植物中提取,现在多为合成制剂。作为一种 AChE 抑制剂,加兰他敏已被证明可通过烟碱乙酰胆碱受体介导的级联反应表现出神经保护作用[264,265]。加兰他敏可与乙酰胆碱竞争性结合AChE。因此,在胆碱能高度不足的脑区,加兰他敏可以更多地与 AChE 结合,增加突触间隙乙酰胆碱含量,进而改善突触后神经元的功能。这种竞争性抑制机制可以使胆碱能功能缺陷严重部位的功能得到改善,而不明显影响胆碱能正常的脑区,加大乙酰胆碱信号的传递,促使认知功能和自主能力伴随时间的推移而稳定地提高。加兰他敏在体内易透过血脑屏障,多分布于额、颞等与学习记忆有关的区域,有效时间长,半衰期为 5～6 小时,且不与蛋白结合,较少受进食或其他药物的影响。在一项纳入 364 名轻中度认知障碍患者的随机对照双盲研究中,24 个月内实验组患者坚持服用加兰他敏,结果显示与对照组相比,患者海马体积无明显改善,但服用加兰他敏的患者全脑萎缩发生率显著降低[266],且作用持久,不良反应少。

(5)石杉碱甲:是从草药千层塔中提取得到的一种石松类生物碱有效单体,为乙酰胆碱竞争性和非竞争性的混合型抑制剂,具有极高的选择性抑制脑内 AChE 和增强脑内胆碱能神经元的功能。石杉碱甲的脂溶性高,分子小,易透过血脑屏障,进入中枢后较多分布于大脑的额叶、颞叶、海马、伏隔核、第四脑室基底部及腺垂体等脑区,可增加神经突触间隙的乙酰胆碱含量,可有效治疗中老年人记忆力减退和各种类型的认知障碍。石杉碱甲还具有多靶点作用,除抑制 AChE 活性外,还可通过抗氧化应激和抗细胞凋亡途径对神经元产生保护作用,对多种类型的记忆损害均有改善作用。此外,多项研究表示石杉碱甲还具有不良反应小、中枢选择性高、作用时间长等优点,在我国使用最为广泛。同时,有研究表明石杉碱甲还具有抗抑郁的作用,已被证明可以增加大脑多巴胺和去甲肾上腺素的含量[267]。口服石杉碱甲的生物利用度高,效果优于加兰他敏、多奈哌齐和他克林等,临床应用更广。

2. 谷氨酸受体拮抗剂

谷氨酸是哺乳动物脑中主要的神经递质之一,它通过各种离子型和代谢型谷氨酸受体参与兴奋性突触后传递。谷氨酸介导的通路和其介导的 G-蛋白偶联受体动员内源性储存的钙离子。作为中枢神经系统内主要的兴奋性递质,谷氨酸的浓度增加或神经元对谷氨酸的敏感性变强都可使受体与其结合,谷氨酸过量刺激会导致兴奋性毒性,其结果是通过增加神经元钙的负荷,导致神经元损伤。

谷氨酸受体拮抗剂的代表药物为盐酸美金刚,是一种非竞争性的 N-甲基-D-天冬氨酸(NMDA)受体拮抗剂。临床试验结果表明,盐酸美金刚主要作用于脑内谷氨酸神经递质系统,通过阻断 NMDA 受体能够显著改善 AD 患者的认知能力,现已被批准用于治疗中、重度 AD 患者。有研究表明,认知障碍患者的大脑中,皮层皮层和距离皮层较近的锥体细胞发生了神经纤维混乱和退化,这些神经元受损会产生兴奋性毒性,并引起神经元坏死,导致认知功能损害,而盐酸美金刚具有防止神经元损伤,阻止细胞凋亡和改善记忆的作用[268]。另有研究以老年鼠慢性脑缺血模型,从空间学习记忆功能改善及神经细胞组织学改变等角度,探讨美金刚对老龄鼠慢性脑缺血神经损伤的改善作用,结果显示,使用美金刚干预后海马新生神经细胞显著增多,齿状回新生神经细胞数量也进一步增多,且减轻了脑缺血或再灌注引起的神经元损伤[269]。

但是,该药物依然可以观察到轻微和短暂的不良反应,还可能与其他药物相互作用导致精神性疾病。在临床试验中,最常见的症状主要是头晕、躁动、头痛和疲劳,还有其他少见的焦虑、呕吐、尿路感染等症状,且对于轻度 AD 的疗效仍缺乏证据。

3. 改善脑代谢药物

(1) 吡咯烷类:属于益智类药物,可选择性作用于大脑皮层和海马,使神经细胞的反应性和兴奋性提高,促进记忆力改善。目前,临床上最常用的药物为奥拉西坦,其可促进磷酰胆碱和磷酰乙醇胺合成,增加海马体乙酰胆碱的释放和转运,提高大脑中三磷酸腺苷(ATP)和二磷酸腺苷(ADP)的比值,抑制磷脂分解,使大脑中蛋白质和核酸的合成增加。有研究证明大剂量奥拉西坦注射液治疗血管性痴呆可明显提高患者 MMSE 的评分,降低炎症反应程度,促进神经功能恢复,改善认知功能,提高治疗效果[270]。此外,吡拉西坦同属吡咯烷类药物,其功能与奥拉西坦相似。口服奥拉西坦、吡拉西坦,均能显著降低血浆神经元特异性烯醇化酶水平,但目前已有研究表示,奥拉西坦治疗 VD 的长期效果优于吡拉西坦[271]。

(2) 长春西汀:为长春胺的衍生物,在大脑内的分布是不均衡的,最高的摄入位点是下丘脑、基底神经节和视觉皮层。长春西汀可选择性地抑制脑血管平滑肌钙离子依赖性磷酸二酯酶,增加血管平滑肌松弛的信使作用使脑血管扩张,继而增加脑血流量,改善脑代谢,抑制血小板聚集,并通过 Aβ 氧化还原作用和抑制内嗅区 NMDA 的损伤来改善认知功能。有研究系统地回顾了舒血宁联合长春西汀治疗血管性认知功能障碍的效果,结果表明两者联合可明显改善 MMSE 评分情况和患者脑血流灌注情况,多项血清学指标也有所改善,可更好地促进患者认知功能恢复[272]。

(3) 钙离子拮抗剂:在正常情况下,细胞膜可将细胞内的钙离子泵出,维持内环境的稳定。但当功能受损时,细胞内的钙离子超载,会造成神经细胞的损伤和凋亡,导致认知功能下降。最具代表性的钙离子拮抗剂为尼莫地平,其可控制细胞内的钙离子浓度,扩张脑部微血管,缓解血管张力,常用于治疗血管性认知障碍,保护神经细胞,有抗抑郁和改善记忆功能的作用。尼莫地平口服吸收速度快,在肝脏有较显著的首过效应,临床上应用较广。黄进瑜等[273]的研究发现,血管性痴呆患者服用尼莫地平后双侧大脑中动脉的收缩期血流速度、平均血流速度与治疗前相比明显升高,搏动指数较治疗前显著下降,说明尼莫地平改善脑循环的作用主要通过减少钙离子的内流,调节血管张力,起到增加脑血流量作用。另有研究试用尼莫地平对老年人谵妄进行干预,结果表明尼莫地平可以选择性地与脑神经元细胞受体进行结合,使得流入神经细胞内的钙离子减少,较好地改善了钙离子浓度失常的状况,使脑内神经元细胞恢复正常功能,进一步提升患者的神经功能与记忆功能。同时服用尼莫地平减少了血管痉挛频次,优化血管张力,促进认知能力提高[274]。

(4)胞磷胆碱钠:通过降低脑血管阻力,增加脑血流来促进脑物质代谢,改善脑循环。也可增强脑干上行网状激活系统的机能,增强椎体系统的功能,改善运动麻痹,故对促进大脑功能的恢复和苏醒有一定作用。胞磷胆碱钠注射液注入后可迅速进入血液,有部分通过血脑屏障进入脑组织,在改善认知功能的同时,也可促进四肢功能恢复[275],常与谷氨酸受体拮抗剂联合使用治疗VD。有研究探索盐酸美金刚与胞磷胆碱钠联合治疗VD的效果,对照组口服盐酸美金刚片,治疗组在对照组的基础上口服胞磷胆碱钠片,治疗4周后对照组的总有效率为80.95%,治疗组的总有效率为95.24%。治疗组的MMSE量表评分、长谷川痴呆量表(Hasegawa dementia scale,HDS)评分、MoCA评分和ADL量表评分较对照组均明显升高,同型半胱氨酸和IL-6均降低,脑源性神经营养因子和降钙素基因相关肽的水平显著升高,表明胞磷胆碱钠片联合盐酸美金刚片可有效降低VD机体炎性反应,促进受损神经功能恢复,改善认知功能[276]。

4. 抗氧化剂

自由基过多可损害机体的组织和细胞,使中枢神经系统受到损害,引起慢性疾病和衰老效应。脑老化易受氧化应激损害,而抗氧化剂有清除自由基、稳定细胞膜的作用,还能抑制和清除脑内 Aβ 沉积。常用的抗氧化剂有褪黑素、白藜芦醇及维生素 E 等。

(1)褪黑素:褪黑素是一种内源性吲哚类物,主要由哺乳动物体内的松果体分泌合成。褪黑素具有促进睡眠、调节时差、抗衰老、调节免疫、抗肿瘤等多项生理功能。在海马神经元中,褪黑素能够对抗一氧化氮引起的神经毒性作用。同时,通过服用褪黑素改善与年龄增长相关的神经退行性疾病患者的睡眠质量,从而延缓疾病发生的研究越来越受到广泛关注。有研究表明,睡眠觉醒周期失衡也被认为是 AD 的致病原因和发病标志。老年痴呆患者比同龄人存在更严重的睡眠觉醒周期失衡,表现为夜间的频繁躁动和白天的嗜睡,故长期服用褪黑素对患者认知功能有所改善[277]。

(2)白藜芦醇:白藜芦醇是一种天然存在的多酚类物质,在许多可食用植物的表皮中存在,对人体有控制炎症、抗氧化应激、保护线粒体功能和抑制细胞凋亡等多项有益作用。研究表明,在健康的老年人中,补充白藜芦醇已被证明可以改善长期的血糖控制和记忆功能,且针对 MCI 患者的研究也得出了类似的结论,表明白藜芦醇作为一种潜在的非药物制剂来改变轻中度认知障碍患者的疾病进程[278]。此外,有研究将白藜芦醇应用于血管性痴呆的大鼠模型中,4周后观察到大鼠的空间认知功能提高,并改善了海马处的突触结构和分子组成,对学习和记忆起到了重要的作用[279]。

（3）维生素E：维生素E是一种含8种形式的脂溶性维生素,包括生育酚和三烯生育酚两类共8种化合物。易于通过胆汁和胰液产生的微胶粒在肠腔内被吸收,然后以乳糜微粒的形式进入血液循环,进入血液循环的维生素E被多种脂蛋白转运至肝脏,其中α-生育酚占主导作用。有研究显示AD和MCI的患者脑内α-生育酚水平较正常人低,而长期稳定摄入维生素E的人群有相对较好的认知功能[280],且长期服用在老年人中无特定不良反应。

但目前对于维生素E是否能治疗或预防认知功能障碍,仍存在很多争议。PREADViSE研究进行首次大规模的、研究补充抗氧化剂对降低AD发病率作用的一级预防试验。研究纳入3786名老年男性患者接受随机对照双盲试验,参与者随机接受维生素E、硒、维生素E＋硒或者安慰剂治疗。长达6年的研究结果却显示维生素E或硒对AD均无显著的预防或治疗作用,故不被推荐作为预防药物使用[281]。该研究结果为阴性可能是由于受试者均为男性、服用剂量不当或依从性控制不佳等原因所导致。而目前也有动物实验表明,脑内低α-生育酚水平诱导参与髓鞘形成、突触发生以及神经囊泡转运功能等基因的表达下调,并调节多种信号转导酶的活性从而影响基因表达,证实了维生素E对于维持健康的脑功能有重要的作用[282]。故维生素E对于认知功能的作用存在较多争议,还需做更多的试验以证实其效果。

5. 激素替代治疗

正常男性和女性具有不同的认知优势。一般来说,女性语言能力优于男性,而男性在视空间能力方面占有优势,故认知障碍在临床上也存在性别差异,而这种差异主要表现为不同的认知领域。女性患者语言能力受损程度大于男性,涉及视空间信息主动处理方面,男性患者的表现明显优于女性患者[283]。性激素的变化受下丘脑-垂体-性腺轴的调控,在人体中有多种生理功能。而经过长期研究证明性激素在认知障碍的发生和发展中具有重要的作用。

（1）雌激素：流行病学报告显示,女性在绝经期前患脑血管病的概率低于同龄男性,而绝经期后发病率增高,提示雌激素可能对老年女性具有保护脑部功能的作用[284]。雌激素和雌激素受体激动剂能够参与星状胶质细胞神经炎症反应,从而改变已知的大量基因的转录,雌激素长期的缺乏也可显著加重线粒体结构的损坏,及时地补充雌激素能有效预防AD[285]。已有研究表明,长期使用经皮雌二醇凝胶或口服黄体酮的激素替代疗法可增强前脑基底部及投射区的胆碱功能以及增加 Aβ 的降解等，降低绝经后 MCI 的女性认知能力下降的程度[286]。此外，花萼苷是一种典型的植物雌激素，来源于黄芪多糖，与雌激素受体结合产生雌激素效应显著，已有研究表明其可改善 AD 患者的认知功能[287]。

（2）雄激素：在成年男性中，AD 患者的脑和血清中睾酮水平显著降低[288]，且随着雄激素水平的下降，AD 的发病风险相应增加，故雄激素被认为可能具有一定的神经保护作用。雄激素与雄激素受体结合，能有效地清除 Aβ，并且能够抑制其诱导的促炎因子的表达，减轻神经元凋亡，调节脑内认知和记忆功能[289]。目前，植物聚戊烯醇制剂在动物实验中被证明能改善认知功能、恢复正常免疫反应、调节正常胆固醇水平以及缓解包括 AD 在内的神经退行性疾病，同时在雄激素缺乏的 AD 雄性大鼠模型中还具有明显的抗抑郁作用[290]。但目前对于雄激素改善认知功能的作用在临床上仍存在不少争议，还需做进一步的研究以证实其效果。

6. 他汀类及其他调脂药物

有荟萃分析表明，他汀类药物抗认知障碍的神经保护作用机制可能是通过改善一氧化氮依赖的血管舒缩调节功能及保护血管内皮功能来实现的，同时兼有稳定动脉粥样硬化斑块、抗血小板沉积、降低炎性反应等非降脂作用，还可以改善小血管病变患者脑血管灌注的流速，延迟脑白质损害的进程，减少脑白质损害的体积[291]。然而，虽然他汀类药物在预防心脑血管疾病方面的作用明确，但现在没有确切的实验证据证明他汀类药物对血管性或其他类型认知障碍的治疗同样有效。因此，虽然他汀类药物的使用和血清胆固醇的降低已被建议用于预防认知功能障碍，但仍缺乏有力的证据支持。

二、中药治疗

近年来，我国已有许多研究将中药测试用于预防认知功能障碍的发生或延缓其进展。我国大量传统中医古籍中所记载的"呆病""健忘""善忘""愚痴""不慧"等症状均与认知功能障碍相似。中医学对认知障碍症状的描述最早出现在《黄帝内经》，即"所以任物者谓之心，心之所忆谓之意，意之所存谓之志。因志而存变谓之思，因思而远慕谓之虑，因虑而处物谓之智"。明代著名医学家张景岳最先从中医学角度阐述了认知障碍的病因机制，他认为病证有"平凡素无痰而或以郁结，或以不遂，或以思虑，或以疑虑，或以惊恐而渐至痴呆，言辞颠倒，举动不经，或多汗，或善愁，其症千奇百怪，无所不至"[292]。

在之后的理论研究和临床实践基础上,中医学认为认知功能障碍的机制是"肾虚髓亏,痰浊内阻",即"肾虚""髓亏""痰浊"是认知障碍患者的症候要素。中医学理论普遍认为肾藏精生髓,精亏髓则易生痴呆;心主神明,神明失守则易生痴呆;肺主气,气不上承则易生痴呆;脾主运化,化源不足则易生痴呆;肝主疏泄,气机不利则易生痴呆[293]。《素问·宣明五气》所记载"心藏神,肾藏志",另有《灵枢·海论》所著"脑为髓之海"。清代王清任《医林改错》中记载:"高年无记性者,脑髓渐空,脑为元神之府,灵机记忆在脑不在心。"《石室秘录》记载"痰气最盛,呆气最深",故认知障碍的主要治法是"益肾添精,化痰开窍"。而目前临床中,常常将中药与西药两者联合应用,以提高治疗效果。

遵循"补肾阳、滋肾阴、化痰开窍"的主要治疗原则,地黄饮子被认为是具有代表性的药方。有动物实验表明,地黄饮子诸药配伍能够防止神经细胞的凋亡,提高脑实质中 Bax 基因和 Bcl-2 mRNA 的表达[294],且熟地黄能延长 AD 动物跳台实验潜伏期、减少错误次数,调节痴呆模型动物脑中谷氨酸系统递质与受体的水平,提高 NMDA 在海马的表达。有研究将地黄引子联合盐酸多奈哌齐应用于临床试验中,研究纳入 50 名轻度 AD 患者,结果表明对照组服用地黄引子后认知功能和日常活动能力明显优于仅服用多奈哌齐,且服用后未见任何不良反应[295]。

远志也是治疗认知功能障碍在临床中常使用的一味中药。《神农本草经》记载远志具有"益智慧,耳目聪明,不忘,强志倍力"的作用,是著名的安神益智护脑中药。而石菖蒲芳香化浊,行气开窍,主以入心。两者配伍后可起到安神益智、化痰开窍之作用。有研究探寻石菖蒲与远志配伍对 AD 模型小鼠脑组织的影响,发现两者均可以改善 AD 模型小鼠的学习记忆能力,其作用机制可能是提高脑内超氧化物歧化酶活性,降低丙二醛的水平[296]。远志也常与酸枣仁配伍,酸枣仁善用于养心阴、益心肝之血、进而宁心安神,其能敛汗、生津,也为滋养性安神药物。两者配伍出自《济生方》的归脾汤。远志辛散苦泄温通,性善宣泄通达,交通心肾而安神益智;酸枣仁养心益肝,安神敛汗。既滋养阴血,又交通心肾,宁心安神作用增强,主治肝血不足,心肾不交之失眠,惊悸胆怯,健忘症。远志与酸枣仁配伍还能有效改善患者的睡眠情况。有研究通过对离体的大鼠海马脑片进行电位观测发现,酸枣仁中的皂苷 A 不仅可以抑制海马兴奋性放电,还能够显著地抑制青霉素钠兴奋神经元细胞的作用,并降低谷氨酸水平,与远志配伍后可改善记忆损伤模型小鼠的认知能力,具有保护脑功能的作用[297]。

人参益气补脾,养心益智;茯苓健脾渗湿,还能养心安神。两者相配,既可益气健脾,渗湿止泻,又可以养心安神,主要用于心气不足、心神失养等。人参配伍茯苓出自唐代孙思邈《备急千金要方》中的开心散,开心散是治疗老年 AD 的典型方剂,在治疗 AD 的研究中已经较为成熟,且方剂中的四味中药学在中医学治疗健忘症中使用率均较高。人参皂苷可以通过调控内质网功能蛋白的表达而改善心功能异常,而人参多糖可以显著改善由 Aβ 诱导的老年认知障碍模型大鼠所致的脑内海马区的神经元丢失和杂乱排列的情况,减少了细胞凋亡的形态学特征[298]。茯苓在抗痴呆类药物中的使用频率也较高,茯苓水提液能显著改善小鼠的认知功能障碍,同时远志和茯苓的醇提物能改善认知障碍模型动物的学习和记忆能力,其治疗机制可能为抑制了 AChE 的合成,提高了脑内和血清中抗胆碱能物质的发挥。

除上述配伍药对外,银杏是目前研究最多、采用最多的治疗认知障碍和痴呆的中草药。银杏提取物能增强大脑血流、降低大脑血管阻力,影响脑的调节功能,增加海马部位的 M 胆碱受体,可防止线粒体氧化应激,使线粒体功能的改变减轻,改善与年龄相关的记忆力功能,能通过减轻 Aβ 相关肽对胆碱能传递的抑制效应而产生抗遗忘作用[299]。有研究将银杏提取物注射液与盐酸多奈哌齐联合用于治疗血管性痴呆,连续治疗 3 个月,结果显示实验组患者生活能力、认知功能的提高明显优于对照组,其作用机制可能与改善血管内皮功能、抗氧化及自由基损伤及促进脑血流动力有关[300]。

综上,认知障碍的病因复杂,患者往往合并多种慢性疾病,在临床治疗中都应选择有针对性的治疗方案。选择药物应从小剂量开始,逐渐加量,坚持长期服用。并根据个人情况,制定个体化的用药方案,既可单一选择不同类型药物的配伍,也可根据情况选择几种同类药物同时服用。同时,在有针对性治疗认知功能的前提下,还要兼顾基础疾病如高血压病、冠心病、糖尿病及其他血管性疾病的评估及治疗,使临床观察指标在可控范围之内,以更好地提高患者用药的治疗效果。

第十节　新兴治疗方案

一、干细胞

自从科学家 1998 年成功获得人胚胎干细胞后,干细胞的自我更新和高分化潜能为 AD 的治疗提供了新的思路,即利用干细胞的特性对 AD 进行治疗。其原理为将体外扩增的神经干细胞移植到脑内,替代丢失和受损的神经细胞,进而修复神经系统。干细胞治疗 AD 的可能机制为:分化成神经样细胞、分泌营养因子、促进内源性修复、刺激血管再生及作用于炎性细胞等。以下为几种不同干细胞对 AD 的治疗作用的简述。

1. 胚胎干细胞

当受精卵分裂发育成囊胚时,将内细胞团分离出来进行培养,即可得到胚胎干细胞。有针对性地诱导胚胎干细胞定向分化成不同种类的细胞,如神经干细胞(neural stem cell,NSC)、骨髓间充质细胞(mesenchymal stem cells,MSC)或其他种类的细胞,这些细胞可用于细胞替代疗法。

尽管一些研究显示在啮齿动物脑损伤模型中进行胚胎干细胞移植具有恢复认知功能的能力,但其临床移植受到限制。这部分是由于其多能性,因为未分化的胚胎干细胞移植存在细胞生长不受控制和肿瘤形成的风险,将其体外预分化为神经干细胞可避免这种风险。目前的研究表明,将胚胎干细胞移植到 AD 小鼠模型后,主要产生胆碱能神经元并诱导空间记忆性能的改善。而且,有研究表明人类胚胎干细胞能稳定地产生胆碱能神经元,移植后,这些胆碱能神经元群可以在功能上整合到海马神经回路中[301]。另外有研究报道胚胎干细胞还可转化为神经节样隆突样祖细胞(一种发育中的大脑中存在的瞬时干细胞类型),移植到小鼠脑损伤模型后,这些细胞能够成熟发展为 GABA 能和胆碱能神经元亚型,并与宿主神经元回路突触整合,从而改善受损的空间记忆和学习能力[302]。尽管目前正在进行临床前研究,但是使用同种异体供体细胞仍存在固有的伦理和免疫原性限制,这大大阻碍了基于胚胎干细胞的临床应用。

2. 神经干细胞

神经干细胞是能够自我复制的多能干细胞,能够在一定的微环境中分化产生神经元、少突胶质细胞和星形胶质细胞。神经干细胞首先在成年大鼠室管膜下区和海马齿状回颗粒下带被发现,可分化成神经细胞并从室管膜下区迁移到嗅球,在这里形成成熟神经元并参与嗅觉的形成。海马齿状回颗粒下带的神经干细胞迁移并分化成海马区的神经元,这就意味着此区域的神经再生对于记忆力至关重要。AD 患者存在记忆力下降及气味辨别缺陷,这表明病理学的进展可能影响神经元的再生。以上病理学改变也为细胞移植的可行性提供了理论依据,即将体外扩增的神经干细胞移植到脑内,以替代丢失、受损的神经元,从而修复神经系统的功能。

目前的研究已显示,神经干细胞的旁分泌作用具有显著的治疗潜力。在 AD 的动物模型及衰老的灵长类动物的大脑中移植分泌生长因子的神经干细胞可增加神经生长和认知能力,而将乙酰胆碱基转移酶过表达的人神经干细胞移植到胆碱能神经毒性的动物模型中后，发现其可逆转动物模型的空间记忆和学习缺陷。其他啮齿动物 AD 模型研究也显示，神经干细胞移植可以减少神经炎症，在神经病理学方面表现出可减少 AD 的 tau 蛋白和 Aβ，促进神经发生和突触发生以及逆转认知功能障碍[303]。

神经干细胞治疗 AD 动物模型已取得一定程度的进展，但是目前神经干细胞的增殖、分化、迁移以及与组织结构融合的细胞内、外环境调节控制机制尚不清楚，对移植后神经干细胞的迁移速度、分化方向尚缺乏有效的调节手段，并且神经干细胞的免疫原性强，这使其临床应用较为困难。因此，需要选用免疫原性较弱的干细胞来治疗。

3. 诱导多能干细胞

诱导多能干细胞是通过基因转染技术将 4 种转录因子 Oct3/4、Sox2、KIf4 和 c-Myc 导入成人体细胞中，使之重构成胚胎干细胞样的多潜能细胞。这种细胞在形态学、基因表达、增殖方面与胚胎干细胞有诸多相似之处。诱导多能干细胞的优势有来源很稳定、不会产生免疫排斥反应，并且不会涉及诸如损伤人类胚胎及克隆人这样的道德伦理问题。因此，诱导多能干细胞移植是治疗 AD 的一个可行策略[304]。

目前的研究已表明，诱导多能干细胞衍生的神经元在结构和功能上都已经成熟，能够形成电生理上活跃的突触网络。在诱导过程中使用额外的转录因子，也有可能直接分化为特定的神经元亚型，如多巴胺能神经元。对缺血性脑卒中小鼠模型的一项研究表明，人多能诱导干细胞源性神经干细胞能够通过神经营养素相关的旁侧效应改善神经功能并减少促炎因子释放。在另一项研究中，将人类海马内的诱导多能干细胞移植到转基因 AD 小鼠模型中之后，其衍生的胆碱能神经元前体得以存活，分化为表型成熟的胆碱能神经元，并逆转了空间记忆障碍。

然而，自体诱导多能干细胞可能在神经置换中用途有限，因为从 AD 患者产生的神经元通常表现出病理学神经表型，包括异常的 Aβ 水平，tau 磷酸化升高，神经突长度缩短和电竞争能力改变。但是，使用多能诱导干细胞衍生的神经元在体外模拟 AD 的病理学、发病机制和潜在治疗药物的筛选中具有重要的应用。

4. 间充质干细胞

间充质干细胞是近年来才被确认的非神经元成体干细胞，来源于中胚层，主要从骨髓、脂肪组织和脐带中分离得到，易于培养、扩增，具有多向分化潜能，在一定的环境和条件下可以分化为多种细胞，如成骨细胞、脂肪细胞、成纤维细胞及心肌细胞等。间充质干细胞已经被证实在体内外均可分化成神经元及神经胶质细胞。同时,间充质干细胞来源丰富,取材简便,自体移植避免了伦理问题和免疫原性反应,这些特征使其成为细胞替代治疗比较理想的方法。

在衰老小鼠动物模型中,间充质干细胞移植已被证明可分化为神经细胞类型,增加乙酰胆碱、脑源性神经营养因子(BDNF)和神经生长因子(nerve growth factor,NGF)的局部浓度,改善运动和认知功能。同样,在 AD 动物模型中,间充质干细胞移植已经被证实是一种有效的方法,据报道其可抑制 Aβ 和 tau 蛋白相关的细胞死亡,减少 Aβ 沉积和斑块形成,刺激神经再生、突触形成和神经元分化,挽救空间学习和记忆障碍。另外一些研究表明,间充质干细胞移植后具有进一步的抗炎和免疫调节旁分泌作用,包括上调 IL-10 等神经保护细胞因子,降低促炎细胞因子 TNF-α 和 IL-1β 的水平。

然而,迄今为止,很少有证据表明间充质干细胞源性神经元在体内的功能。此外,骨髓间充质干细胞真正的神经细胞替代作用仍然受到低分化率和体内胶质细胞分化倾向的限制。而且,骨髓间充质干细胞取材时对患者有损伤,即使是健康供者,也不能抽取太多的骨髓,这限制了骨髓间充质干细胞临床应用;胎盘和脐带来源的间充质干细胞,虽然对患者没有损伤,但是来源却很短缺,也阻碍其应用;脂肪间充质干细胞来源丰富,免疫原性低,极易分化为神经细胞,有可能成为治疗 AD 的应用较广的多能干细胞。

目前,干细胞治疗 AD 已取得巨大进展,但仍处于发展阶段。虽然其在啮齿动物模型中被证明有效,但是未来的研究仍需意识到啮齿动物与人类之间的危险鸿沟,对人类的治疗效果仍需安全有效的临床试验结果来验证。

二、基因治疗

基因治疗是向功能缺陷或者病变细胞转入互补的正常基因或治疗性功能基因而达到治疗目的。常规治疗方法是针对疾病的各种症状,而基因治疗则是针对疾病的根源——异常基因的本身。目前,药物治疗仍是治疗认知障碍的主要手段,但现在所开发的药剂多为化学合成药,药物作用位点不专一,特异性弱。相反,采用基因治疗的方法不仅定位准确,作用持续时间长,而且没有非靶器官的不良反应,是一种较为理想的治疗方法[305]。以下为基因治疗的几种可能方案。

1. 减少 Aβ 生成

Aβ 由分泌酶水解淀粉样前体蛋白(APP)产生。体内有 α、β、γ 3 种分泌酶参与 APP 的降解。α 分泌酶的酶切位点位于 APP 蛋白中部,避免了完整 Aβ 分子序列的产生,且分解产生的可溶性淀粉样前体蛋白 α(soluble amyloid precursor protein α,sAPPα)对神经细胞具有营养和保护作用,是正常人体内 APP 的主要代谢方式;β 分泌酶使 APP 裂解成游离的 sAPPβ 及仍结合在膜上的一段 99 个氨基酸长度的 C 终末片段(CTF99),CTF99 再被 γ 分泌酶水解,生成 P3 和含有 39~42 个氨基酸残基的 Aβ,Aβ(尤其是 $Aβ_{40}$ 和 $Aβ_{43}$)聚集形成淀粉样斑块,随后产生神经毒性。

APP 基因突变会形成新的酶切位点,易导致 β、γ 分泌酶(尤其是 γ 分泌酶)水解,进而产生大量的 $Aβ_{40}$ 和 $Aβ_{42}$,从而促进淀粉样斑块的形成。用携带 siRNA 的载体封闭 APP 突变基因的表达可有效阻断 AD 小鼠海马淀粉样斑块的形成。

α 分泌酶及 β、γ 分泌酶两个酶系统对同一底物 APP 进行竞争。如果 α 分泌酶活性增强,既生成了对细胞具有营养作用的 sAPPα,又减少了 Aβ 的产生,因此提高 α 分泌酶的活性或表达,有利于对 AD 的治疗。α 分泌酶不是单一的蛋白酶,而是一类膜结合蛋白。金属蛋白酶 10(adisintegrin and metalloproteinase 10,ADAM10)具有 α 分泌酶的生物学功能。目前有研究发现在 AD 患者中,ADAM10 的水平降低,且随疾病的进展,其下降程度增加。通过转基因技术,使 AD 小鼠模型神经元中适度过表达 ADAM10 基因,sAPPα 的分泌就会增加,从而使淀粉样斑块的生成减少;相反,转染 ADAM10 突变基因的 AD 小鼠模型,脑内淀粉样斑块的沉积就会加剧。这些结果在一定程度上提示了 ADAM10 对于 AD 具有潜在的治疗作用。

在 β 分泌酶位点剪切 APP 的蛋白酶,称之为 β 位点淀粉样前体蛋白剪切酶(beta-site APP-cleaving enzyme 1,BACE1)。细胞实验显示,通过将化学合成的针对 BACE1 的 siRNA 转染 APP 基因突变小鼠神经元来干扰内源 BACE1 基因的表达,不仅会导致 Aβ 的生成速度下降,而且 BACE1 基因敲除的 AD 模型小鼠的大脑 Aβ 沉积也会显著降低。除此之外,构建 BACE1 的 siRNA 慢病毒表达载体,将载体注射到 AD 小鼠模型的海马中后,结果发现小鼠海马组织 BACE1 的表达显著下降,Aβ 的生成及淀粉样沉积显著降低,小鼠的行为学缺陷也得到一定改善。

γ 分泌酶是一组复杂得多亚基复合体,早老素(PS)1 和 PS2 为同源异构体,是 γ 分泌酶的组分之一。PS1 和 PS2 基因突变可使 Aβ 的水平选择性升高。APP、PS1 和 PS2 基因突变被认为与早发型 AD 密切相关。除 PS 是 γ 分泌酶复合体组分外,还有 Nct(nicastrin)、APH1(anterior pharynx-defective 1)和 PEN2(presenilin enhancer 2),任一组分表达水平下调均将导致 γ 分泌酶复合体形成障碍。例如，用 siRNA 抑制细胞 PS1 的表达，γ 分泌酶活性下降的同时，细胞中 Aβ 的生成也显著降低。γ 分泌酶的相关研究为 AD 的基因治疗提供了新的靶点，但其仍有待于深入的研究。

2. 加速 Aβ 降解

降解 Aβ 的酶有很多种，主要是脑啡肽酶（neprilysin，NEP）、内皮素转化酶（endothelin-converting enzyme，ECE）和胰岛素降解酶（insulin degrading enzyme，IDE，也称 insulysin）。此外，还有纤维蛋白溶酶（plasmin）、组织蛋白酶 B（cathepsin B，CatB）等。

NEP 属中性 M13Zn 金属蛋白酶家族，是位于脑神经轴突和突触膜上的 II 型跨膜糖蛋白，主要在黑质纹状体通路表达，海马和大脑皮层也有表达。NEP 的催化位点暴露在细胞外，它是脑中细胞外不溶性 Aβ 的主要降解酶。NEP 水平及活性的降低会导致 Aβ 的沉积，促使 AD 的发生。研究发现，随着年龄的增长，NEP 的表达会下降。用慢病毒载体、腺相关病毒载体或单纯疱疹病毒载体将 NEP 基因导入 AD 模型小鼠脑中，可显著降低脑内 Aβ 水平，减少淀粉样斑块的沉积，降低氧化应激和炎症反应，抑制海马和额叶的神经病变，提高了 AD 小鼠的空间识别能力。

ECE 也是 M13Zn 金属蛋白酶家族的一员，参与脑内 Aβ 的降解。细胞学研究显示，抑制 ECE 的活性，Aβ 的聚集将会增加；ECE 过度表达，Aβ 的聚集就会减少。动物实验研究显示，ECE 基因缺失的小鼠脑内 Aβ 的水平升高；相反，将表达 ECE 的重组腺相关病毒注射到 AD 模型小鼠的大脑皮层及海马中，注射部位 Aβ 水平显著降低。

IDE 位于神经元细胞膜上，主要参与细胞内可溶性 Aβ 单体的降解。随年龄增长，脑 IDE 的水平会逐渐下降。敲除 IDE 基因后，小鼠脑中 Aβ 的降解速度将会下降，脑内 Aβ 水平显著升高。IDE 基因缺陷也会导致 AD 患者皮层微血管 Aβ 累积，形成脑淀粉样血管病变。通过转基因技术可以使 AD 模型小鼠脑 IDE 过表达，显著降低脑中 Aβ 的水平，延迟或完全预防脑中淀粉样斑块的形成。

血纤维蛋白溶酶（plasmin）介导的酶解过程除了在纤溶、细胞迁移等病理生理过程中发挥作用外，也参与脑内 Aβ 的降解。活性 plasmin 是由组织型纤溶酶原激活剂（tissue plasminogen activator，tPA）和尿激酶型纤溶酶原激活剂（urokinase—type plasminogen activator，uPA）催化没有活性的血纤维蛋白溶酶原（plasminogen）而形成的。在 AD 小鼠模型脑中可见 tPA 和 plasminogen 共同表达于淀粉样沉积部位，对 Aβ 的降解起到了重要的作用。但在 plasmin 基因敲除小鼠脑中并未观察到内源性 Aβ 水平的升高，推测 plasmin 可能在 Aβ 聚集发生以后才发挥降解作用。在 AD 患者或 AD 动物模型脑内，plasmin 的表达与正常个体相比均显著降低。而用 uPA 或 tPA 和 plasminogen 联合应用均可显著降低 AD 动物模型脑内 Aβ 的沉积及淀粉样斑块的形成，为治疗 AD 提供了新的策略。

CatB 也可以降解 Aβ，尤其是 $Aβ_{42}$。抑制 AD 小鼠模型 *CatB* 基因的表达，Aβ 的表达升高，淀粉样沉积加剧。用慢病毒介导 CatB 基因转染老年 AD 小鼠模型，其可显著降低已有的 Aβ 沉积。同时，CatB 也具有抗淀粉样沉积和保护神经的作用。

3. 加速 Aβ 转运

脑内 Aβ 的转运清除包括血脑屏障转运和经非特异性脑间质液泵流到脑脊液后进入血液中清除。脑内绝大多数的 Aβ 是经血脑屏障途径转运出脑，10%～15% 的 Aβ 由脑间质液泵流清除。可溶性 Aβ 通过血脑屏障是由受体介导的跨膜转运完成的；低密度脂蛋白受体相关蛋白（low dentisy lipoprotein veceptor-related protein，LRP）和 P 糖蛋白（P-glycoprotein，P-gp）介导的可溶性 Aβ 由脑转运至血液，进而转移至肝脏降解；晚期糖基化终产物受体（the receptor of advanced glycation endproducts，RAGE）介导 Aβ 经血液由外周转运至大脑。

细胞外可溶性 Aβ 与血管内皮细胞表达的 LRP 结合，经转胞作用通过血脑屏障进入血液循环；脑内可溶性 Aβ 通过脑间质液进入脑脊液同样需要 LRP 的介导。血清中还存在一种可溶性的 LRP（sLRP），可以结合血清中 70%～90% 的 Aβ，抑制血液中的 Aβ 进入脑内。目前的研究结果表明，AD 患者或 AD 小鼠模型脑微血管中 LRP 的表达与正常个体相比显著降低。因此，增加血管内皮细胞 LRP 的表达或外周血液 sLRP 的含量，可有效降低脑中 Aβ 的积聚，为临床治疗 AD 提供了一条新的途径。

P-gp 是一种膜结合蛋白，属于转运蛋白 ATP 结合物（ATP-binding cassette transporters，ABCT）超家族成员之一，由多耐药基因 1（multidrug resistance gene 1，MDR1）编码。P-gp 参与脑脊液及血脑屏障处的 Aβ 转运，介导 Aβ 向脑外的转运。$Aβ_{40}$ 或 AB_{42} 与 P-gp 相互作用经囊泡转出细胞。有研究显示抑制 AD 模型小鼠 P-gp 的活性，脑间质液中 Aβ 的水平在数小时内就有显著升高。因此，增加 P-gp 的表达，可以促进 Aβ 的脑外流，降低脑内 Aβ 的水平，为治疗 AD 提供了又一可能。

RAGE 是一种多功能的细胞表面受体，属于免疫球蛋白家族，可分为胞外域、跨膜域和胞内域。AD 患者脑中过度的 Aβ 数量可上调 RAGE 的表达。脑微血管内皮细胞 RAGE 表达的升高，使 RAGE 介导的 Aβ 脑内流更加显著，加重神经功能障碍,Aβ 与小胶质细胞表达的 RAGE 相作用,促进炎症因子的释放,导致持久的慢性神经炎症反应的发生。Aβ 和神经元上的 RAGE 结合还将导致神经元存活率的下降。有研究表明,通过转基因技术使 AD 小鼠脑中表达的 RAGE 缺乏胞内域,不能触发细胞内信号转导,缓解了 Aβ 诱导的神经功能损伤,使 AD 小鼠的学习记忆力得到了部分保留,神经病理表现更加轻微。此外,机体内还有一种 RAGE 缺乏跨膜域和胞内域,仅具备胞外域,可由细胞分泌出来进入血液循环,形成可溶性 RAGE(sRAGE),sRAGE 与 RAGE 竞争和血液中的 Aβ 结合形成 sRAGE - Aβ 复合物,但是 sRAGE 不能穿过血脑屏障,抑制了 Aβ 的脑内流,从而间接抑制了 RAGE 的功能。目前的研究显示,将通过转基因技术获得的 sRAGE 对 AD 小鼠模型连续注射 3 个月,小鼠可以表现出较正常的空间识别和学习能力。

目前,部分基因治疗在啮齿类和灵长类动物中已被证明安全有效,对人类的治疗正进入临床试验阶段,进一步的临床研究也正在进行中。Aβ 代谢相关基因更是因为其和 AD 的发展密切相关,越来越受到人们的关注。很有可能在不久的将来,Aβ 代谢相关的基因治疗会成为治疗 AD 的主要手段。而且,随着基因组计划的完成,AD 发病机制的进一步阐明和更加有效的靶基因的发现,使得基因治疗必将成为治疗 AD 的一种有效途径。

三、免疫调节

免疫调节是指将抗体、抗原或细胞因子的基因导入患者体内,改变免疫状态从而达到预防和治疗疾病的目的。Aβ 级联假说认为脑内 Aβ 代谢异常造成的 Aβ 片段聚集引发的级联反应,是 AD 的主要致病因素。由此越来越多的研究者开始专注于 Aβ 疫苗的研究[306]。有研究显示,在 PDAPP 转基因小鼠中每月接种含有佐剂的 Aβ,结果发现在小鼠体内出现了高滴度的 Aβ 抗体,并且明显减少了 Aβ 在脑内的聚集。然而,在临床试验中,接受该疫苗 6% 的患者出现了脑膜脑炎,其原因可能是产生了细胞免疫反应,致使该疫苗的临床试验被迫停止。此后众多疫苗均因无治疗效果或并发症而中止研究,只有 2 个抗体药物(索拉珠单抗和阿度奴单抗)在临床试验中取得了初步的阳性结果,有望在 5 年后获得批准用于临床预防或治疗早期 AD 患者[307]。

索拉珠单抗来源于鼠单克隆抗体 266(IgG2a)并经过人源化改造为 IgG1,特异性识别 Aβ$_{16-24}$。它结合可溶性 Aβ 单体,而不结合纤维化 Aβ,可能通过"外周血沉降"假说这个作用机制来清除脑内的 Aβ。在 2 项Ⅲ期临床试验中,包括 1012 名轻度和 1040 名中度 AD 患者,18 个月的周期内每 4 周静脉给予 400 mg

剂量抗体药物。认知能力测试结果表明整体上免疫治疗组在认知能力的改善上无显著意义,而在轻度 AD 患者中,认知评分具有统计学意义的改善,认知下降减少达到 34%,提示索拉珠单抗可能对早期 AD 患者的认知下降有改善作用。

Biogen 公司开发的阿度奴单抗是目前最有希望用于被动免疫治疗 AD 的新型抗体药物。阿度奴单抗是一个全人源 IgG1 抗体,来自一名健康且认知功能正常的老年人,识别聚集的原纤维化和寡聚体 Aβ。在Ⅰb 期临床试验中,166 名前驱症状或轻度症状 AD 患者每 4 周分别被给予 1、3、6 和 10 mg/kg 剂量阿度奴单抗,经过 54 周治疗后,阿度奴单抗药物的 3 和 10 mg/kg 剂量组与安慰剂相比,患者大脑中的 Aβ 含量明显减少,认知能力得到改善,而且较高剂量的效果更明显。根据此次临床试验的数据,该药物可能成为第 1 个显著延缓 AD 患者认知功能下降的药物,而且该药物的耐受性良好且没有不良反应。但其临床应用价值仍需进一步临床试验证明。

近来,人们开始关注 DNA 疫苗。DNA 疫苗具有安全性好、成本低、纯化方便等优点。Matsumoto 等设计了一种针对多种 Aβ 片段的 DNA 疫苗 YM3711,免疫后的小鼠脑内 $Aβ_{1-42}$、$AβpE_{3-42}$、Aβ 寡聚体和 Aβ 纤维明显减少,同时检测到小鼠大脑皮层和海马区均未发现有 T 细胞浸润。这一结果表明,重复使用 YM3711 疫苗并没有引起小鼠的神经炎症。但是疫苗仍需在临床前和临床试验中进一步验证。

目前,有限的临床数据表明免疫治疗方法可能是在 AD 的极早阶段才有效,正在开展的临床试验将进一步证实它们的有效性。但是,即便这些免疫治疗方法获得成功,其主要的目标也仅仅是预防 AD,对大量 AD 患者仍然无效。因此,还需要进一步研发更有效的抗体或疫苗药物,这不仅能够增强对早期阶段 AD 的预防或治疗作用,而且可以尽可能达到治疗 AD 患者的理想状态,至少能够显著地改善或延缓痴呆症状,从而能够在根本上解决 AD 的治疗问题。

参考文献

[1] Cui M Y, Lin Y, Sheng J Y, et al. Exercise intervention associated with cognitive improvement in Alzheimer's disease [J]. Neural Plast, 2018, 2018: 9234105.

[2] Guiney H, Lucas S J, Cotter J D, et al. Evidence cerebral blood-flow regulation mediates exercise-cognition links in healthy young adults [J]. Neuropsychology, 2015, 29(1): 1 - 9.

[3] Schrag M, Mueller C, Zabel M, et al. Oxidative stress in blood in Alzheimer's disease and mild cognitive impairment: a meta-analysis [J]. Neurobiol Dis, 2013, 59: 100 - 110.

[4] Lazarov O, Robinson J, Tang Y P, et al. Environmental enrichment reduces Abeta levels and amyloid deposition in transgenic mice [J]. Cell, 2005, 120(5): 701 - 713.

［5］ Adlard P A, Perreau V M, Pop V, et al. Voluntary exercise decreases amyloid load in a transgenic model of Alzheimer's disease ［J］. J Neurosci, 2005,25(17): 4217 - 4221.

［6］ Berchtold N C, Chinn G, Chou M, et al. Exercise primes a molecular memory for brain-derived neurotrophic factor protein induction in the rat hippocampus ［J］. Neuroscience, 2005,133(3): 853 - 861.

［7］ Blotnick E, Anglister L. Exercise modulates synaptic acetylcholinesterase at neuromuscular junctions ［J］. Neuroscience, 2016,319: 221 - 232.

［8］ Nelson M E, Rejeski W J, Blair S N, et al. Physical activity and public health in older adults: recommendation from the American College of Sports Medicine and the American Heart Association ［J］. Med Sci Sports Exerc, 2007,39(8): 1435 - 1445.

［9］ Kramer A F, Erickson K I. Capitalizing on cortical plasticity: influence of physical activity on cognition and brain function ［J］. Trends Cogn Sci, 2007,11(8): 342 - 348.

［10］ Vaynman S S, Ying Z, Yin D, et al. Exercise differentially regulates synaptic proteins associated to the function of BDNF ［J］. Brain Res, 2006,1070(1): 124 - 130.

［11］ Chang Y K, Pan C Y, Chen F T, et al. Effect of resistance-exercise training on cognitive function in healthy older adults: a review ［J］. J Aging Phys Act, 2012,20(4): 497 - 517.

［12］ Marston K J, Brown B M, Rainey-Smith S R, et al. Resistance exercise-induced responses in physiological factors linked with cognitive health ［J］. J Alzheimers Dis, 2019,68(1): 39 - 64.

［13］ Umpierre D, Stein R. Hemodynamic and vascular effects of resistance training: implications for cardiovascular disease ［J］. Arq Bras Cardiol, 2007,89(4): 256 - 262.

［14］ Ozkaya G Y, Aydin H, Toraman F N, et al. Effect of strength and endurance training on cognition in older people ［J］. J Sports Sci Med, 2005,4(3): 300 - 313.

［15］ Williamson J D, Espeland M, Kritchevsky S B, et al. Changes in cognitive function in a randomized trial of physical activity: results of the lifestyle interventions and independence for elders pilot study ［J］. J Gerontol A Biol Sci Med Sci, 2009,10(10): 688 - 694.

［16］ Liu-Ambrose T, Donaldson M G, Ahamed Y, et al. Otago home-based strength and balance retraining improves executive functioning in older fallers: a randomized controlled trial ［J］. J Am Geriatr Soc, 2008,56(10): 1821 - 1830.

［17］ Komulainen P, Kivipelto M, Lakka T A, et al. Exercise, fitness and cognition-a randomised controlled trial in older individuals: the DR's EXTRA study ［J］. Eur Geriatr Med, 2010,1(5): 266 - 272.

［18］ Cassilhas R C, Viana V A, Grassmann V, et al. The impact of resistance exercise on the cognitive function of the elderly ［J］. Med Sci Sports Exerc, 2007,39(8): 1401 - 1407.

［19］ Miller D I, Taler V, Davidson P S, et al. Measuring the impact of exercise on cognitive aging: methodological issues ［J］. Neurobiol Aging, 2012,33(3): 622. e29 - 43.

［20］ ten Brinke L F, Bolandzadeh N, Nagamatsu L S, et al. Aerobic exercise increases hippocampal volume in older women with probable mild cognitive impairment: a 6-month randomised controlled trial ［J］. Br J Sports Med, 2015,49(4): 248 - 254.

［21］ Pietrelli A, Matkovic L, Vacotto M, et al. Aerobic exercise upregulates the BDNF-Serotonin systems and improves the cognitive function in rats ［J］. Neurobiol Learn Mem, 2018,155: 528 - 542.

［22］ Siette J, Westbrook R F, Cotman C, et al. Age-specific effects of voluntary exercise on memory and the older brain ［J］. Biol Psychiatry, 2013,73(5): 435 - 442.

[23] Roberts R O, Roberts L A, Geda Y E, et al. Relative intake of macronutrients impacts risk of mild cognitive impairment or dementia [J]. J Alzheimers Dis, 2012,32(2): 329 - 339.

[24] Song D, Yu D S F. Effects of a moderate-intensity aerobic exercise programme on the cognitive function and quality of life of community-dwelling elderly people with mild cognitive impairment: a randomised controlled trial [J]. Int J Nurs Stud, 2019,93: 97 - 105.

[25] Smith P J, Blumenthal J A, Hoffman B M, et al. Aerobic exercise and neurocognitive performance: a meta-analytic review of randomized controlled trials [J]. Psychosom Med, 2010,72(3): 239 - 252.

[26] Arrieta H, Rezola-Pardo C, Kortajarena M, et al. The impact of physical exercise on cognitive and affective functions and serum levels of brain-derived neurotrophic factor in nursing home residents: A randomized controlled trial [J]. Maturitas, 2020,131: 72 - 77.

[27] Law L L, Barnett F, Yau M K, et al. Effects of combined cognitive and exercise interventions on cognition in older adults with and without cognitive impairment: a systematic review [J]. Ageing Res Rev, 2014,15: 61 - 75.

[28] Naci H, Ioannidis J P. Comparative effectiveness of exercise and drug interventions on mortality outcomes: metaepidemiological study [J]. Br J Sports Med, 2015,49(21): 1414 - 1422.

[29] Nguyen L, Murphy K, Andrews G. Cognitive and neural plasticity in old age: A systematic review of evidence from executive functions cognitive training [J]. Ageing Res Rev, 2019,53: 100912.

[30] World Health Organization. Risk reduction of cognitive decline and dementia: WHO guidelines. Geneva: World Health Organization, 2019.

[31] Engvig A, Fjell A M, Westlye L T, et al. Effects of memory training on cortical thickness in the elderly [J]. Neuroimage, 2010,52(4): 1667 - 1676.

[32] Petrella J R, Sheldon F C, Prince S E, et al. Default mode network connectivity in stable vs progressive mild cognitive impairment [J]. Neurology, 2011,76(6): 511 - 517.

[33] Coyle H, Traynor V, Solowij N. Computerized and virtual reality cognitive training for individuals at high risk of cognitive decline: systematic review of the literature [J]. Am J Geriatr Psychiatry, 2015,23(4): 335 - 359.

[34] Chandler M J, Parks A C, Marsiske M, et al. Everyday impact of cognitive interventions in mild cognitive impairment: a systematic review and meta-analysis [J]. Neuropsychol Rev, 2016,26(3): 225 - 251.

[35] Valenzuela M J, Matthews F E, Brayne C, et al. Multiple biological pathways link cognitive lifestyle to protection from dementia [J]. Biol Psychiatry, 2012,71(9): 783 - 791.

[36] Chu LW, Chiu K C, Hui S L, et al. The reliability and validity of the Alzheimer's Disease Assessment Scale Cognitive Subscale (ADAS - Cog) among the elderly Chinese in Hong Kong [J]. Ann Acad Med Singapore, 2000,29(4): 474 - 485.

[37] Golubovic S, Maksimovic J, Golubovic B, et al. Effects of exercise on physical fitness in children with intellectual disability [J]. Res Dev Disabil, 2012,33(2): 608 - 614.

[38] Harada C N, Shega J W, Sachs G A. Rivastigmine for dementia associated with Parkinson's disease [J]. N Engl J Med, 2005,352(13): 1387; author reply 1387.

[39] 农鉴荷. 失智症友好型养老设施空间环境评价及改造方法研究[D]. 北京: 北京工业大

学,2017.

[40] 王亚南,舒平. 基于循证设计的失智老人护理空间设计探究[J]. 中外建筑,2015(8):109 - 111.

[41] Kasl-Godley J, Gatz M. Psychosocial interventions for individuals with dementia: an integration of theory, therapy, and a clinical understanding of dementia [J]. Clin Psychol Rev, 2000,20(6): 755 - 782.

[42] Graff M J, Adang E M, Vernooij-Dassen M J, et al. Community occupational therapy for older patients with dementia and their care givers: cost effectiveness study [J]. BMJ, 2008,336(7636): 134 - 138.

[43] Cove J, Jacobi N, Donovan H, et al. Effectiveness of weekly cognitive stimulation therapy for people with dementia and the additional impact of enhancing cognitive stimulation therapy with a carer training program [J]. Clin Interv Aging, 2014,9: 2143 -2150.

[44] Bergamaschi S, Arcara G, Calza A, et al. One-year repeated cycles of cognitive training (CT) for Alzheimer's disease [J]. Aging Clin Exp Res, 2013,25(4): 421 - 426.

[45] Diamond K, Mowszowski L, Cockayne N, et al. Randomized controlled trial of a healthy brain ageing cognitive training program: effects on memory, mood, and sleep [J]. J Alzheimers Dis, 2015,44(4): 1181 - 1191.

[46] Giuli C, Papa R, Lattanzio F, et al. The effects of cognitive training for elderly: results from my mind project [J]. Rejuvenation Res, 2016,19(6): 485 - 494.

[47] Orrell M, Yates L, Leung P, et al. The impact of individual Cognitive Stimulation Therapy (iCST) on cognition, quality of life, caregiver health, and family relationships in dementia: A randomised controlled trial [J]. PLoS Med, 2017,14(3): e1002269.

[48] Forster S, Buschert V C, Teipel S J, et al. Effects of a 6-month cognitive intervention on brain metabolism in patients with amnestic MCI and mild Alzheimer's disease [J]. J Alzheimers Dis, 2011,26(Suppl 3): 337 - 348.

[49] Huntley J D, Hampshire A, Bor D, et al. Adaptive working memory strategy training in early Alzheimer's disease: randomised controlled trial [J]. Br J Psychiatry, 2017,210 (1): 61 - 66.

[50] Herrera C, Chambon C, Michel B F, et al. Positive effects of computer-based cognitive training in adults with mild cognitive impairment [J]. Neuropsychologia, 2012,50(8): 1871 - 1881.

[51] Law L L F, Mok V C T, Yau M M K. Effects of functional tasks exercise on cognitive functions of older adults with mild cognitive impairment: a randomized controlled pilot trial [J]. Alzheimers Res Ther, 2019,11(1): 98.

[52] Ngandu T, Lehtisalo J, Solomon A, et al. A 2 year multidomain intervention of diet, exercise, cognitive training, and vascular risk monitoring versus control to prevent cognitive decline in at-risk elderly people (FINGER): a randomised controlled trial [J]. Lancet, 2015,385(9984): 2255 - 2263.

[53] Schmitter-Edgecombe M, Dyck D G. Cognitive rehabilitation multi-family group intervention for individuals with mild cognitive impairment and their care-partners [J]. J Int Neuropsychol Soc, 2014,20(9): 897 - 908.

[54] Bahar-Fuchs A, Webb S, Bartsch L, et al. Tailored and adaptive computerized cognitive training in older adults at risk for dementia: a randomized controlled trial [J]. J Alzheimers Dis, 2017,60(3): 889 - 911.

[55] Giovagnoli A R, Manfredi V, Parente A, et al. Cognitive training in Alzheimer's

disease: a controlled randomized study [J]. Neurol Sci, 2017,38(8): 1485 - 1493.

[56] Fernandez-Calvo B, Contador I, Ramos F, et al. Effect of unawareness on rehabilitation outcome in a randomised controlled trial of multicomponent intervention for patients with mild Alzheimer's disease [J]. Neuropsychol Rehabil, 2015,25(3): 448 - 477.

[57] Polito L, Abbondanza S, Vaccaro R, et al. Cognitive stimulation in cognitively impaired individuals and cognitively healthy individuals with a family history of dementia: short-term results from the "Allena-Mente" randomized controlled trial [J]. Int J Geriatr Psychiatry, 2015,30(6): 631 - 638.

[58] Han J W, Lee H, Hong J W, et al. Multimodal cognitive enhancement therapy for patients with mild cognitive impairment and mild dementia: a multi-center, randomized, controlled, double-blind, crossover trial [J]. J Alzheimers Dis, 2017,55(2): 787 - 796.

[59] Kolanowski A, Fick D, Litaker M, et al. Effect of cognitively stimulating activities on symptom management of delirium superimposed on dementia: a randomized controlled trial [J]. J Am Geriatr Soc, 2016,64(12): 2424 - 2432.

[60] Quintana-Hernandez D J, Miro-Barrachina M T, Ibanez-Fernandez I J, et al. Mindfulness in the maintenance of cognitive capacities in Alzheimer's disease: a randomized clinical trial [J]. J Alzheimers Dis, 2016,50(1): 217 - 232.

[61] Barban F, Annicchiarico R, Pantelopoulos S, et al. Protecting cognition from aging and Alzheimer's disease: a computerized cognitive training combined with reminiscence therapy [J]. Int J Geriatr Psychiatry, 2016,31(4): 340 - 348.

[62] Van Haitsma K S, Curyto K, Abbott K M, et al. A randomized controlled trial for an individualized positive psychosocial intervention for the affective and behavioral symptoms of dementia in nursing home residents [J]. J Gerontol B Psychol Sci Soc Sci, 2015,70(1): 35 - 45.

[63] Buettner L L, Fitzsimmons S, Atav S, et al. Cognitive stimulation for apathy in probable early-stage Alzheimer's [J]. J Aging Res, 2011,2011: 480890.

[64] D'Onofrio G, Sancarlo D, Addante F, et al. A pilot randomized controlled trial evaluating an integrated treatment of rivastigmine transdermal patch and cognitive stimulation in patients with Alzheimer's disease [J]. Int J Geriatr Psychiatry, 2015,30 (9): 965 - 975.

[65] Sitaram R, Ros T, Stoeckel L, et al. Closed-loop brain training: the science of neurofeedback [J]. Nat Rev Neurosci, 2017,18(2): 86 - 100.

[66] Helfrich R F, Knight R T: Oscillatory dynamics of prefrontal cognitive control [J]. Trends Cogn Sci, 2016,20(12): 916 - 930.

[67] Egner T, Gruzelier J H. EEG biofeedback of low beta band components: frequency-specific effects on variables of attention and event-related brain potentials [J]. Clin Neurophysiol, 2004,115(1): 131 - 139.

[68] Angelakis E, Stathopoulou S, Frymiare J L, et al. EEG neurofeedback: a brief overview and an example of peak alpha frequency training for cognitive enhancement in the elderly [J]. Clin Neuropsychol, 2007,21(1): 110 - 129.

[69] Luijmes R E, Pouwels S, Boonman J. The effectiveness of neurofeedback on cognitive functioning in patients with Alzheimer's disease: Preliminary results [J]. Neurophysiol Clin, 2016,46(3): 179 - 187.

[70] Jang J H, Kim J, Park G, et al. Beta wave enhancement neurofeedback improves cognitive functions in patients with mild cognitive impairment: A preliminary pilot study [J]. Medicine(Baltimore), 2019,98(50): e18357.

[71] Dolcos F, Iordan A D, Kragel J, et al. Neural correlates of opposing effects of emotional distraction on working memory and episodic memory: an event-related FMRI investigation [J]. Front Psychol, 2013, 4: 293.

[72] Lavy Y, Dwolatzky T, Kaplan Z, et al. Neurofeedback improves memory and peak alpha frequency in individuals with mild cognitive impairment [J]. Appl Psychophysiol Biofeedback, 2019, 44(1): 41 - 49.

[73] Jirayucharoensak S, Israsena P, Pan-Ngum S, et al. A game-based neurofeedback training system to enhance cognitive performance in healthy elderly subjects and in patients with amnestic mild cognitive impairment [J]. Clin Interv Aging, 2019, 14: 347 -360.

[74] MacDuffie K E, MacInnes J, Dickerson K C, et al. Single session real-time fMRI neurofeedback has a lasting impact on cognitive behavioral therapy strategies [J]. Neuroimage Clin, 2018, 19: 868 - 875.

[75] Zivin J A, Albers G W, Bornstein N, et al. Effectiveness and safety of transcranial laser therapy for acute ischemic stroke [J]. Stroke, 2009, 40(4): 1359 - 1364.

[76] 陈梓俊. 脑电神经反馈综述[J]. 心理学进展, 2020, 10(4): 465 - 476.

[77] Fetz E E. Volitional control of neural activity: implications for brain-computer interfaces [J]. J Physiol, 2007, 579(Pt 3): 571 - 579.

[78] Gruart A, Leal-Campanario R, Lopez-Ramos J C, et al. Functional basis of associative learning and its relationships with long-term potentiation evoked in the involved neural circuits: Lessons from studies in behaving mammals [J]. Neurobiol Learn Mem, 2015, 124: 3 - 18.

[79] Knoblauch A, Hauser F, Gewaltig M O, et al. Does spike-timing-dependent synaptic plasticity couple or decouple neurons firing in synchrony [J]. Front Comput Neurosci, 2012, 6: 55.

[80] Subramaniam P, Woods B. The impact of individual reminiscence therapy for people with dementia: systematic review [J]. Expert Rev Neurother, 2012, 12(5): 545 - 555.

[81] Pinquart M, Forstmeier S. Effects of reminiscence interventions on psychosocial outcomes: a meta-analysis [J]. Aging Ment Health, 2012, 16(5): 541 - 558.

[82] Pot A M, Bohlmeijer E T, Onrust S, et al. The impact of life review on depression in older adults: a randomized controlled trial [J]. Int Psychogeriatr, 2010, 22(4): 572 - 581.

[83] 陶荣, 程琦. 怀旧护理疗法对老年痴呆患者认知功能及生活质量的影响[J]. 中国继续医学教育, 2017, 9(22): 263 - 264.

[84] Lin H C, Yang Y P, Cheng W Y, et al. Distinctive effects between cognitive stimulation and reminiscence therapy on cognitive function and quality of life for different types of behavioural problems in dementia [J]. Scand J Caring Sci, 2018, 32(2): 594 - 602.

[85] Rita Chang H, Chien H W. Effectiveness of group reminiscence therapy for people living with dementia in a day care centers in Taiwan [J]. Dementia (London), 2018, 17(7): 924 - 935.

[86] 邓小岚, 葛兆霞. 记忆诱导在老年痴呆患者中应用的对比性研究[J]. 护理研究, 2013, 27(6): 528 - 530.

[87] 吴纪霞, 温振东, 刘晓艳, 等. 高压氧结合音乐治疗脑卒中后认知障碍的疗效观察[J]. 淮海医药, 2019, 37(6): 557 - 560.

[88] Guetin S, Charras K, Berard A, et al. An overview of the use of music therapy in the

context of Alzheimer's disease: a report of a French expert group [J]. Dementia (London), 2013,12(5): 619 - 634.

[89] Tsoi K K F, Chan J Y C, Ng Y M, et al. Receptive music therapy is more effective than interactive music therapy to relieve behavioral and psychological symptoms of dementia: a systematic review and meta-analysis [J]. J Am Med Dir Assoc, 2018,19 (7): 568 - 576. e3.

[90] Li C H, Liu C K, Yang Y H, et al. Adjunct effect of music therapy on cognition in Alzheimer's disease in Taiwan: a pilot study [J]. Neuropsychiatr Dis Treat, 2015,11: 291 - 296.

[91] Ozdemir L, Akdemir N. Effects of multisensory stimulation on cognition, depression and anxiety levels of mildly-affected Alzheimer's patients [J]. J Neurol Sci, 2009,283 (1-2): 211 - 213.

[92] Gomez Gallego M, Gomez Garcia J. Music therapy and Alzheimer's disease: cognitive, psychological, and behavioural effects [J]. Neurologia, 2017,32(5): 300 - 308.

[93] Lai Fun W, Eunice Ya Ping L, Leng Ang SB, et al. Effectiveness of a web-based simulation in improving nurses' workplace practice with deteriorating ward patients: a pre-and postintervention study [J]. J Med Internet Res, 2016,18(2): e37.

[94] Satoh M, Ogawa J, Tokita T, et al. The effects of physical exercise with music on cognitive function of elderly people: Mihama-Kiho project [J]. PLoS One, 2014,9(4): e95230.

[95] Arroyo-Anllo E M, Diaz J P, Gil R. Familiar music as an enhancer of self-consciousness in patients with Alzheimer's disease [J]. Biomed Res Int, 2013, 2013: 752965.

[96] Bruer R A, Spitznagel E, Cloninger C R. The temporal limits of cognitive change from music therapy in elderly persons with dementia or dementia-like cognitive impairment: a randomized controlled trial [J]. J Music Ther, 2007,44(4): 308 - 328.

[97] Narme P, Clement S, Ehrle N, et al. Efficacy of musical interventions in dementia: evidence from a randomized controlled trial [J]. J Alzheimers Dis, 2014,38(2): 359 - 369.

[98] Simmons-Stern N R, Budson A E, Ally B A: Music as a memory enhancer in patients with Alzheimer's disease [J]. Neuropsychologia, 2010,48(10): 3164 - 3167.

[99] Palisson J, Roussel-Baclet C, Maillet D, et al. Music enhances verbal episodic memory in Alzheimer's disease [J]. J Clin Exp Neuropsychol, 2015,37(5): 503 - 517.

[100] Simmons-Stern N R, Deason R G, Brandler B J, et al. Music-based memory enhancement in Alzheimer's disease: promise and limitations [J]. Neuropsychologia, 2012,50(14): 3295 - 3303.

[101] Sarkamo T, Tervaniemi M, Laitinen S, et al. Cognitive, emotional, and social benefits of regular musical activities in early dementia: randomized controlled study [J]. Gerontologist, 2014,54(4): 634 - 650.

[102] Herholz S C, Herholz R S, Herholz K. Non-pharmacological interventions and neuroplasticity in early stage Alzheimer's disease [J]. Expert Rev Neurother, 2013,13 (11): 1235 - 1245.

[103] Fukui H, Toyoshima K. Music facilitate the neurogenesis, regeneration and repair of neurons [J]. Med Hypotheses, 2008,71(5): 765 - 769.

[104] Boso M, Politi P, Barale F, et al. Neurophysiology and neurobiology of the musical experience [J]. Funct Neurol, 2006,21(4): 187 - 191.

[105] Chanda M L, Levitin D J. The neurochemistry of music [J]. Trends Cogn Sci, 2013, 17(4): 179 – 193.

[106] Irish M, Cunningham C J, Walsh J B, et al. Investigating the enhancing effect of music on autobiographical memory in mild Alzheimer's disease [J]. Dement Geriatr Cogn Disord, 2006, 22(1): 108 – 120.

[107] Meilan G J J, Iodice R, Carro J, et al. Improvement of autobiographic memory recovery by means of sad music in Alzheimer's Disease type dementia [J]. Aging Clin Exp Res, 2012, 24(3): 227 – 232.

[108] Tabloski P A, Mckinnon-Howe L, Remington R. Effects of calming music on the level of agitation in cognitively impaired nursing home residents [J]. Am J Alzheimers Dis Other Dement, 1995, 10(1): 10 – 15.

[109] Johnson J K, Cotman C W, Tasaki C S, et al. Enhancement of spatial-temporal reasoning after a Mozart listening condition in Alzheimer's disease: a case study [J]. Neurol Res, 1998, 20(8): 666 – 672.

[110] Knight W E, Rickard Ph D N. Relaxing music prevents stress-induced increases in subjective anxiety, systolic blood pressure, and heart rate in healthy males and females [J]. J Music Ther, 2001, 38(4): 254 – 272.

[111] Kim H J, Yang Y, Oh J G, et al. Effectiveness of a community-based multidomain cognitive intervention program in patients with Alzheimer's disease [J]. Geriatr Gerontol Int, 2016, 16(2): 191 – 199.

[112] Boulay M, Benveniste S, Boespflug S, et al. A pilot usability study of MINWii, a music therapy game for demented patients [J]. Technol Health Care, 2011, 19(4): 233 – 246.

[113] Ben-Sadoun G, Sacco G, Manera V, et al. Physical and cognitive stimulation using an exergame in subjects with normal aging, mild and moderate cognitive impairment [J]. J Alzheimers Dis, 2016, 53(4): 1299 – 1314.

[114] Banovic S, Zunic L J, Sinanovic O. Communication difficulties as a result of dementia [J]. Mater Sociomed, 2018, 30(3): 221 – 224.

[115] Jootun D, McGhee G. Effective communication with people who have dementia [J]. Nursing standard, 2011, 25(25): 40 – 46; quiz 47.

[116] Kindell J, Keady J, Sage K, et al. Everyday conversation in dementia: a review of the literature to inform research and practice [J]. Int J Lang Commun Disord, 2017, 52(4): 392 – 406.

[117] Baijens L W, Clave P, Cras P, et al. European Society for Swallowing Disorders-European Union Geriatric Medicine Society white paper: oropharyngeal dysphagia as a geriatric syndrome [J]. Clin Interv Aging, 2016, 11: 1403 – 1428.

[118] Newman R, Vilardell N, Clave P, et al. Effect of bolus viscosity on the safety and efficacy of swallowing and the kinematics of the swallow response in patients with oropharyngeal dysphagia: white paper by the European Society for Swallowing Disorders (ESSD) [J]. Dysphagia, 2016, 31(2): 232 – 249.

[119] Ortega O, Martin A, Clave P. Diagnosis and management of oropharyngeal dysphagia among older persons, state of the art [J]. J Am Med Dir Assoc, 2017, 18(7): 576 – 582.

[120] Martin R, Barr A, MacIntosh B, et al. Cerebral cortical processing of swallowing in older adults [J]. Exp Brain Res, 2007, 176(1): 12 – 22.

[121] Cabib C, Ortega O, Kumru H, et al. Neurorehabilitation strategies for poststroke

oropharyngeal dysphagia: from compensation to the recovery of swallowing function [J]. Ann N Y Acad Sci, 2016,1380(1): 121－138.

[122] Wenke R J, Theodoros D, Cornwell P. The short-and long-term effectiveness of the LSVT for dysarthria following TBI and stroke [J]. Brain Inj, 2008,22(4): 339－352.

[123] Robertson S. The efficacy of oro-facial and articulation exercises in dysarthria following stroke [J]. Int J Lang Commun Disord, 2001,36 Suppl: 292－297.

[124] Stagg C J, Best J G, Stephenson M C, et al. Polarity-sensitive modulation of cortical neurotransmitters by transcranial stimulation [J]. J Neurosci, 2009,29(16): 5202－5206.

[125] Dayan E, Censor N, Buch E R, et al. Noninvasive brain stimulation: from physiology to network dynamics and back [J]. Nat Neurosci, 2013,16(7): 838－844.

[126] Nitsche M A, Muller-Dahlhaus F, Paulus W, et al. The pharmacology of neuroplasticity induced by non-invasive brain stimulation: building models for the clinical use of CNS active drugs [J]. J Physiol, 2012,590(19): 4641－4662.

[127] Park S H, Seo J H, Kim Y H, et al. Long-term effects of transcranial direct current stimulation combined with computer-assisted cognitive training in healthy older adults [J]. Neuroreport, 2014,25(2): 122－126.

[128] Cheng C P, Chan S S, Mak A D, et al. Would transcranial direct current stimulation (tDCS) enhance the effects of working memory training in older adults with mild neurocognitive disorder due to Alzheimer's disease: study protocol for a randomized controlled trial [J]. Trials, 2015,16: 479.

[129] Summers J J, Kang N, Cauraugh J H. Does transcranial direct current stimulation enhance cognitive and motor functions in the ageing brain? A systematic review and meta-analysis [J]. Ageing Res Rev, 2016,25: 42－54.

[130] Opitz A, Paulus W, Will S, et al. Determinants of the electric field during transcranial direct current stimulation [J]. Neuroimage, 2015,109: 140－150.

[131] Horvath J C, Carter O, Forte J D. Transcranial direct current stimulation: five important issues we aren't discussing (but probably should be) [J]. Front Syst Neurosci, 2014,8: 2.

[132] Fiori V, Nitsche M, Iasevoli L, et al. Differential effects of bihemispheric and unihemispheric transcranial direct current stimulation in young and elderly adults in verbal learning [J]. Behav Brain Res, 2017,321: 170－175.

[133] Antonenko D, Kulzow N, Sousa A, et al. Neuronal and behavioral effects of multi-day brain stimulation and memory training [J]. Neurobiol Aging, 2018,61: 245－254.

[134] Leach R C, McCurdy M P, Trumbo M C, et al. Differential age effects of transcranial direct current stimulation on associative memory [J]. J Gerontol B Psychol Sci Soc Sci, 2019,74(7): 1163－1173.

[135] Medvedeva A, Materassi M, Neacsu V, et al. Effects of anodal transcranial direct current stimulation over the ventrolateral prefrontal cortex on episodic memory formation and retrieval [J]. Cereb Cortex, 2019,29(2): 657－665.

[136] Antonenko D, Hayek D, Netzband J, et al. tDCS-induced episodic memory enhancement and its association with functional network coupling in older adults [J]. Sci Rep, 2019,9(1): 2273.

[137] Cruz Gonzalez P, Fong K N K, Brown T. The effects of transcranial direct current stimulation on the cognitive functions in older adults with mild cognitive impairment: a pilot study [J]. Behav Neurol, 2018,2018: 5971385.

[138] Manor B，Zhou J，Harrison R，et al. Transcranial direct current stimulation may improve cognitive-motor function in functionally limited older adults [J]. Neurorehabil Neural Repair，2018，32(9)：788 - 798.

[139] Gbadeyan O，Steinhauser M，Hunold A，et al. Modulation of adaptive cognitive control by prefrontal high-definition transcranial direct current stimulation in older adults [J]. J Gerontol B Psychol Sci Soc Sci，2019，74(7)：1174 - 1183.

[140] Ladenbauer J，Ladenbauer J，Kulzow N，et al. Promoting sleep oscillations and their functional coupling by transcranial stimulation enhances memory consolidation in mild cognitive impairment [J]. J Neurosci，2017，37(30)：7111 - 7124.

[141] Yarnall A J，Breen D P，Duncan G W，et al. Characterizing mild cognitive impairment in incident Parkinson disease：the ICICLE-PD study [J]. Neurology，2014，82(4)：308 -316.

[142] Doruk D，Gray Z，Bravo G L，et al. Effects of tDCS on executive function in Parkinson's disease [J]. Neurosci Lett，2014，582：27 - 31.

[143] Manenti R，Cotelli M S，Cobelli C，et al. Transcranial direct current stimulation combined with cognitive training for the treatment of Parkinson Disease：a randomized，placebo-controlled study [J]. Brain Stimul，2018，11(6)：1251 - 1262.

[144] Manenti R，Brambilla M，Benussi A，et al. Mild cognitive impairment in Parkinson's disease is improved by transcranial direct current stimulation combined with physical therapy [J]. Mov Disord，2016，31(5)：715 - 724.

[145] Brunoni A R，Moffa A H，Fregni F，et al. Transcranial direct current stimulation for acute major depressive episodes：meta-analysis of individual patient data [J]. Br J Psychiatry，2016，208(6)：522 - 531.

[146] Freidle M，Nilsson J，Lebedev A V，et al. No evidence for any effect of multiple sessions of frontal transcranial direct stimulation on mood in healthy older adults [J]. Neuropsychologia，2020，137：107325.

[147] Sheffler L R，Chae J. Neuromuscular electrical stimulation in neurorehabilitation [J]. Muscle Nerve，2007，35(5)：562 - 590.

[148] Peckham P H，Knutson J S. Functional electrical stimulation for neuromuscular applications [J]. Annu Rev Biomed Eng，2005，7：327 - 360.

[149] Bi X，Lv H，Chen B L，et al. Effects of transcutaneous electrical nerve stimulation on pain in patients with spinal cord injury：a randomized controlled trial [J]. J Phys Ther Sci，2015，27(1)：23 - 25.

[150] O'Neil M E，Freeman M，Christensen V，et al. A Systematic Evidence Review of Non-pharmacological Interventions for Behavioral Symptoms of Dementia [M]. Washington (DC)：Department of Veterans Affairs (US)，2011.

[151] 郭友华，燕铁斌，Christina WY Hui-Chan. 低频电刺激治疗脑卒中偏瘫的神经机制研究进展[J]. 中国康复医学杂志，2005，20(2)：77 - 79.

[152] 徐英，吉艳云，贾杰，等. 脑-计算机接口结合功能性电刺激训练对老年脑卒中患者上肢功能和认知的疗效观察[J]. 中华老年心脑血管病杂志，2018，20(9)：988 - 990.

[153] Ke Z，Yip S P，Li L，et al. The effects of voluntary，involuntary，and forced exercises on brain-derived neurotrophic factor and motor function recovery：a rat brain ischemia model [J]. PLoS One，2011，6(2)：e16643.

[154] 谢丹丹，任玉莲，陈铖，等. 多通道功能性电刺激对老年长期卧床患者认知功能的影响[J]. 康复学报，2018，28(2)：23 - 27，42.

[155] 郭珊珊，王玉龙. 低频电刺激联合早期康复训练对社区脑梗死患者疗效的影响[J]. 现代

诊断与治疗,2019,30(16):2804-2806.

[156] 曹艳芬,赵佳,樊影娜,等.双乳突低频电刺激治疗对急性脑梗死后认知障碍的影响[J]. 热带医学杂志,2015,15(9):1242-1245.

[157] 罗前颖,邓元央,卢东文,等.规范三级康复护理对促进颅脑损伤患者认知功能恢复的 影响[J].护理研究,2010,24(26):2367-2369.

[158] Kim S H, Han H J, Ahn H M, et al. Effects of five daily high-frequency rTMS on Stroop task performance in aging individuals [J]. Neurosci Res, 2012,74(3-4):256-260.

[159] Ahmed M A, Darwish E S, Khedr E M, et al. Effects of low versus high frequencies of repetitive transcranial magnetic stimulation on cognitive function and cortical excitability in Alzheimer's dementia [J]. J Neurol, 2012,259(1):83-92.

[160] Hu Y, Lai J, Wan B, et al. Long-term exposure to ELF-MF ameliorates cognitive deficits and attenuates tau hyperphosphorylation in 3xTg AD mice [J]. Neurotoxicology, 2016,53:290-300.

[161] van der Linde R M, Matthews F E, Dening T, et al. Patterns and persistence of behavioural and psychological symptoms in those with cognitive impairment: the importance of apathy [J]. Int J Geriatr Psychiatry, 2017,32(3):306-315.

[162] Padala P R, Padala K P, Lensing S Y, et al. Repetitive transcranial magnetic stimulation for apathy in mild cognitive impairment: a double-blind, randomized, sham-controlled, cross-over pilot study [J]. Psychiatry Res, 2018,261:312-318.

[163] Rojas J C, Gonzalez-Lima F. Low-level light therapy of the eye and brain [J]. Eye Brain, 2011,3:49-67.

[164] Blanco N J, Saucedo C L, Gonzalez-Lima F. Transcranial infrared laser stimulation improves rule-based, but not information-integration, category learning in humans [J]. Neurobiol Learn Mem, 2017,139:69-75.

[165] Naeser M A, Martin P I, Ho M D, et al. Transcranial, red/near-infrared light-emitting diode therapy to improve cognition in chronic traumatic brain injury [J]. Photomed Laser Surg, 2016,34(12):610-626.

[166] Rojas J C, Gonzalez-Lima F. Neurological and psychological applications of transcranial lasers and LEDs [J]. Biochemical pharmacology, 2013,86(4):447-457.

[167] Vargas E, Barrett D W, Saucedo C L, et al. Beneficial neurocognitive effects of transcranial laser in older adults [J]. Lasers Med Sci, 2017,32(5):1153-1162.

[168] Arntzen K A, Schirmer H, Johnsen S H, et al. Carotid atherosclerosis predicts lower cognitive test results: a 7-year follow-up study of 4,371 stroke-free subjects-the Tromso study [J]. Cerebrovasc Dis, 2012,33(2):159-165.

[169] Piche M, Uchida S, Hara S, et al. Modulation of somatosensory-evoked cortical blood flow changes by GABAergic inhibition of the nucleus basalis of Meynert in urethane-anaesthetized rats [J]. J Physiol, 2010,588(Pt 12):2163-2171.

[170] Koike Y, Kondo H, Kondo S, et al. Effect of a steam foot spa on geriatric inpatients with cognitive impairment: a pilot study [J]. Clin Interv Aging, 2013,8:543-548.

[171] Wolf P A, Beiser A, Elias M F, et al. Relation of obesity to cognitive function: importance of central obesity and synergistic influence of concomitant hypertension. The Framingham Heart Study [J]. Curr Alzheimer Res, 2007,4(2):111-116.

[172] Reitz C, Tang M X, Manly J, et al. Hypertension and the risk of mild cognitive impairment [J]. Arch Neurol, 2007,64(12):1734-1740.

[173] Hanon O, Seux M L, Lenoir H, et al. Prevention of dementia and cerebroprotection

with antihypertensive drugs [J]. Curr Hypertens Rep，2004，6(3)：201-207.

[174] Arima H，Anderson C，Omae T，et al. Perindopril-based blood pressure lowering reduces major vascular events in Asian and Western participants with cerebrovascular disease：the PROGRESS trial [J]. J Hypertens，2010，28(2)：395-400.

[175] Fogari R，Mugellini A，Zoppi A，et al. Effect of telmisartan/hydrochlorothiazide vs lisinopril/hydrochlorothiazide combination on ambulatory blood pressure and cognitive function in elderly hypertensive patients [J]. J Hum Hypertens，2006，20（3）：177-185.

[176] Furiya Y，Ryo M，Kawahara M，et al. Renin-angiotensin system blockers affect cognitive decline and serum adipocytokines in Alzheimer's disease [J]. Alzheimers Dement，2013，9(5)：512-518.

[177] Cao L，Tan L，Wang H F，et al. Dietary patterns and risk of dementia：a systematic review and meta-analysis of cohort studies [J]. Mol Neurobiol，2016，53（9）：6144-6154.

[178] Volpi E，Campbell W W，Dwyer J T，et al. Is the optimal level of protein intake for older adults greater than the recommended dietary allowance [J]. J Gerontol A Biol Sci Med Sci，2013，68(6)：677-681.

[179] Jenkins A，Tales A，Tree J，et al. Are We Ready? The construct of subjective cognitive impairment and its utilization in clinical practice：a preliminary UK-based service evaluation [J]. J Alzheimers Dis，2015，48（Suppl 1）：S25-31.

[180] Mendelsohn D，Riedel W J，Sambeth A. Effects of acute tryptophan depletion on memory，attention and executive functions：a systematic review [J]. Neurosci Biobehav Rev，2009，33(6)：926-952.

[181] Felger J C，Hernandez C R，Miller A H. Levodopa reverses cytokine-induced reductions in striatal dopamine release [J]. Int J Neuropsychopharmacol，2015，18(4)：pyu084.

[182] Keage H A，Banks S，Yang K L，et al. What sleep characteristics predict cognitive decline in the elderly [J]. Sleep Med，2012，13(7)：886-892.

[183] Grandner M A，Jackson N，Gerstner J R，et al. Dietary nutrients associated with short and long sleep duration. Data from a nationally representative sample [J]. Appetite，2013，64：71-80.

[184] Miyake M，Kirisako T，Kokubo T，et al. Randomised controlled trial of the effects of L-ornithine on stress markers and sleep quality in healthy workers [J]. Nutr J，2014，13：53.

[185] Lieberman H R，Agarwal S，Fulgoni V L 3rd. Tryptophan intake in the US adult population is not related to liver or kidney function but is associated with depression and sleep outcomes [J]. J Nutr，2016，146(12)：2609S-2615S.

[186] Deutz N E，Bauer J M，Barazzoni R，et al. Protein intake and exercise for optimal muscle function with aging：recommendations from the ESPEN Expert Group [J]. Clin Nutr，2014，33(6)：929-936.

[187] van der Zwaluw N L，van de Rest O，Kessels R P，et al. Effects of glucose load on cognitive functions in elderly people [J]. Nutr Rev，2015，73(2)：92-105.

[188] Eskelinen M H，Ngandu T，Helkala E L，et al. Fat intake at midlife and cognitive impairment later in life：a population-based CAIDE study [J]. Int J Geriatr Psychiatry，2008，23(7)：741-747.

[189] Mazereeuw G，Lanctot K L，Chau S A，et al. Effects of omega-3 fatty acids on

cognitive performance: a meta-analysis [J]. Neurobiol Aging, 2012,33(7): 1482. e17 - 29.

[190] Titova O E, Sjogren P, Brooks S J, et al. Dietary intake of eicosapentaenoic and docosahexaenoic acids is linked to gray matter volume and cognitive function in elderly [J]. Age, 2013,35(4): 1495 - 1505.

[191] Yurko-Mauro K, McCarthy D, Rom D, et al. Beneficial effects of docosahexaenoic acid on cognition in age-related cognitive decline [J]. Alzheimers Dement, 2010, 6 (6): 456 -464.

[192] Selhub J, Troen A, Rosenberg I H. B vitamins and the aging brain [J]. Nutr Rev, 2010,68(Suppl 2): S112 - 118.

[193] Kennedy D O, Haskell C F. Vitamins and cognition: what is the evidence [J]. Drugs, 2011,71(15): 1957 - 1971.

[194] Annweiler C, Dursun E, Feron F, et al. Vitamin D and cognition in older adults: international consensus guidelines [J]. Geriatr Psychol Neuropsychiatr Vieil, 2016,14 (3): 265 - 273.

[195] McCracken C. Challenges of long-term nutrition intervention studies on cognition: discordance between observational and intervention studies of vitamin B12 and cognition [J]. Nutr Rev, 2010,68(Suppl 1): S11 - 15.

[196] Smith A D. The worldwide challenge of the dementias: a role for B vitamins and homocysteine [J]. Food Nutr Bull, 2008,29(2 Suppl): S143 - 172.

[197] Obeid R, Kostopoulos P, Knapp J P, et al. Biomarkers of folate and vitamin B12 are related in blood and cerebrospinal fluid [J]. Clin Chem, 2007,53(2): 326 - 333.

[198] Refsum H, Smith A D. Low vitamin B - 12 status in confirmed Alzheimer's disease as revealed by serum holotranscobalamin [J]. J Neurol Neurosurg Psychiatry, 2003,74 (7): 959 - 961.

[199] Argyriadou S, Vlachonikolis I, Melisopoulou H, et al. In what extent anemia coexists with cognitive impairment in elderly: a cross-sectional study in Greece [J]. BMC Fam Pract, 2001,2: 5.

[200] Smith A D, Refsum H. Vitamin B - 12 and cognition in the elderly [J]. Am J Clin Nutr, 2009,89(2): 707S - 711S.

[201] Koh F, Charlton K, Walton K, et al. Role of dietary protein and thiamine intakes on cognitive function in healthy older people: a systematic review [J]. Nutrients, 2015,7 (4): 2415 - 2439.

[202] Garcia A, Zanibbi K. Homocysteine and cognitive function in elderly people [J]. CMAJ, 2004,171(8): 897 - 904.

[203] Araujo J R, Martel F, Borges N, et al. Folates and aging: role in mild cognitive impairment, dementia and depression [J]. Ageing Res Rev, 2015,22: 9 - 19.

[204] Durga J, van Boxtel M P, Schouten E G, et al. Effect of 3-year folic acid supplementation on cognitive function in older adults in the FACIT trial: a randomised, double blind, controlled trial [J]. Lancet, 2007,369(9557): 208 - 216.

[205] Rosenberg I H. Effects of folate and vitamin B12 on cognitive function in adults and the elderly [J]. Food Nutr Bull, 2008,29(2 Suppl): S132 - 142.

[206] Stanaway L, Rutherfurd-Markwick K, Page R, et al. Performance and health benefits of dietary nitrate supplementation in older adults: a systematic review [J]. Nutrients, 2017,9(11): 1171.

[207] Izumi-Nagai K, Nagai N, Ohgami K, et al. Macular pigment lutein is antiinflammatory

in preventing choroidal neovascularization [J]. Arterioscler Thromb Vasc Biol, 2007,27 (12): 2555 - 2562.

[208] Sasaki M, Ozawa Y, Kurihara T, et al. Neuroprotective effect of an antioxidant, lutein, during retinal inflammation [J]. Invest Ophthalmol Vis Sci, 2009,50(3): 1433 -1439.

[209] Craft NE, Haitema T B, Garnett K M, et al. Carotenoid, tocopherol, and retinol concentrations in elderly human brain [J]. J Nutr Health Aging, 2004,8(3): 156 - 162.

[210] Sarker M R, Franks S F. Efficacy of curcumin for age-associated cognitive decline: a narrative review of preclinical and clinical studies [J]. Geroscience, 2018,40(2): 73 - 95.

[211] Kuszewski J C, Wong R H X, Howe P R C. Can curcumin counteract cognitive decline? clinical trial evidence and rationale for combining omega-3 fatty acids with curcumin [J]. Adv Nutr, 2018,9(2): 105 - 113.

[212] Shukitt-Hale B. Blueberries and neuronal aging [J]. Gerontology, 2012,58(6): 518 - 523.

[213] Sandstead H H. Subclinical zinc deficiency impairs human brain function [J]. J Trace Elem Med Biol, 2012,26(2 - 3): 70 - 73.

[214] Prasad A S. Discovery of human zinc deficiency: its impact on human health and disease [J]. Adv Nutr, 2013,4(2): 176 - 190.

[215] Smith M A, Zhu X, Tabaton M, et al. Increased iron and free radical generation in preclinical Alzheimer disease and mild cognitive impairment [J]. J Alzheimers Dis, 2010,19(1): 363 - 372.

[216] Lomagno K A, Hu F, Riddell L J, et al. Increasing iron and zinc in pre-menopausal women and its effects on mood and cognition: a systematic review [J]. Nutrients, 2014,6(11): 5117 - 5141.

[217] Barberger-Gateau P, Raffaitin C, Letenneur L, et al. Dietary patterns and risk of dementia: the Three-City cohort study [J]. Neurology, 2007,69(20): 1921 - 1930.

[218] van de Rest O, Wang Y, Barnes L L, et al. APOE epsilon4 and the associations of seafood and long-chain omega-3 fatty acids with cognitive decline [J]. Neurology, 2016,86(22): 2063 - 2070.

[219] Estruch R, Ros E, Salas-Salvado J, et al. Primary prevention of cardiovascular disease with a Mediterranean diet [J]. N Eng JMed, 2013,368(14): 1279 - 1290.

[220] An R, Liu G, Khan N, et al. Dietary habits and cognitive impairment risk among oldest-old Chinese [J]. J Gerontol B Psychol Sci Soc Sci. , 2019,74(3): 474 - 483.

[221] Kritz-Silverstein D, Von Muhlen D, Barrett-Connor E, et al. Isoflavones and cognitive function in older women: the SOy and Postmenopausal Health In Aging (SOPHIA) Study [J]. Menopause, 2003,10(3): 196 - 202.

[222] Ozawa M, Ohara T, Ninomiya T, et al. Milk and dairy consumption and risk of dementia in an elderly Japanese population: the Hisayama Study [J]. J Am Geriatr Soc, 2014,62(7): 1224 - 1230.

[223] O'Keefe E L, DiNicolantonio JJ, O'Keefe JH, et al. Alcohol and CV health: Jekyll and Hyde J-curves [J]. Prog Cardiovasc Dis, 2018,61(1): 68 - 75.

[224] Tangney C C, Li H, Wang Y, et al. Relation of DASH-and Mediterranean-like dietary patterns to cognitive decline in older persons [J]. Neurology, 2014,83(16): 1410 - 1416.

[225] Morris M C，Tangney C C，Wang Y，et al．MIND diet slows cognitive decline with aging [J]．Alzheimers Dement，2015，11(9)：1015 - 1022.

[226] Shimizu M，Kinoshita K，Hattori K，et al．Physical signs of dehydration in the elderly [J]．Intern Med，2012，51(10)：1207 - 1210.

[227] Vingtdeux V，Dreses-Werringloer U，Zhao H，et al．Therapeutic potential of resveratrol in Alzheimer's disease [J]．BMC Neurosci，2008，9(Suppl 2)：S6.

[228] Kishi T，Hirooka Y，Nagayama T，et al．Calorie restriction improves cognitive decline via up-regulation of brain-derived neurotrophic factor：tropomyosin-related kinase B in hippocampus ofobesity-induced hypertensive rats [J]．Int Heart J，2015，56(1)：110 - 115.

[229] Zhao J，Zhang X，Liu H，et al．Dietary protein and gut microbiota composition and function [J]．Curr Protein Pept Sci，2019，20(2)：145 - 154.

[230] Daradkeh G，Essa M M，Al-Adawi S S，et al．Nutritional status and cognitive impairment in elderly [J]．Pak J Biol Sci，2014，17(10)：1098 - 1105.

[231] Johnson E J．A possible role for lutein and zeaxanthin in cognitive function in the elderly [J]．Am J Clin Nutr，2012，96(5)：1161S - 1165S.

[232] Kobe T，Witte A V，Schnelle A，et al．Combined omega-3 fatty acids，aerobic exercise and cognitive stimulation prevents decline in gray matter volume of the frontal，parietal and cingulate cortex in patients with mild cognitive impairment [J]．Neuroimage，2016，131：226 - 238.

[233] 迟晓玲,邱海丽,黄鹏展,等.补肾活血益智汤对缺血性脑卒中患者轻度认知障碍的影响[J].中国中医药科技,2017,24(1)：109 - 110.

[234] 罗玮,刘玲.加味涤痰汤治疗缺血性脑卒中后轻度认知障碍临床观察[J].陕西中医,2016,37(2)：149 - 150,154.

[235] 徐建国,彭从斌.电针治疗遗忘型轻度认知功能障碍的临床研究[J].中华全科医学,2017,15(3)：393 - 396.

[236] 林鸿.益智四项头针疗法治疗阿尔茨海默病的临床研究[D].广州：广州中医药大学,2016.

[237] 郭婷,任博,刘智斌,等.灸法治疗痴呆病探析[J].针灸临床杂志,2020,36(2)：92 - 95.

[238] 朱才丰,孙健健,韩为,等.通督调神灸法抗轻度认知功能障碍大鼠海马β-淀粉样蛋白过度表达的机制研究[J].针刺研究,2016,41(2)：131 - 137.

[239] 王飞,乌兰其其格.中药内服配合穴位贴敷治疗老年血管性痴呆34例[J].实用中医药杂志,2013,29(10)：829.

[240] 娄梅,李凯,宋莉瑶,等.穴位贴敷联合磁疗法治疗血管性认知功能障碍临床分析[J].基层医学论坛,2019,23(26)：3806 - 3807.

[241] 肖姝云,施丹,许秋琳,等.调心补肾豁痰方联合耳穴治疗非痴呆血管性认知功能障碍的疗效观察[J].辽宁中医杂志,2014,41(8)：1643 - 1645.

[242] 李冬梅.耳穴压豆对遗忘型轻度认知损害干预作用的研究[D].长春：长春中医药大学,2017.

[243] 陈仿英,王青平,范文云,等.耳穴压豆辅治轻度认知功能障碍疗效观察[J].浙江中西医结合杂志,2013,23(4)：315 - 317.

[244] 张箫月,杨云霜,刘刃,等.中医音乐疗法治疗机制的理论探讨[J].中国中医基础医学杂志,2016,22(5)：630 - 631,673.

[245] 宋艳丽,刘伟.五音疗法辨体施护轻度认知障碍老人的实践研究[J].护理研究,2017,31(34)：4376 - 4379.

[246] 王曙红,冯晓敏,刘风兰,等.穴位按摩对轻度认知功能障碍老年人社会功能的影响[J].

中国老年学杂志,2016,36(18):4596-4598.

[247] 孙景贤,曾慧,潘露.认知训练和穴位按摩对轻度认知功能障碍老年患者认知功能的影响研究[J].中国全科医学,2016,19(25):3108-3111.

[248] 刘涛,郭书庆,白石.八段锦对轻度认知障碍患者认知水平的影响[J].中国康复理论与实践,2018,24(7):854-859.

[249] 李墨逸.基于默认网络的八段锦运动干预轻度认知障碍的功能影像学研究[D].福州:福建中医药大学,2017.

[250] 王乾贝,绳宇.太极拳运动对社区轻度认知障碍老年人认知功能的影响[J].中国康复理论与实践,2016,22(6):645-649.

[251] Tao J, Chen X, Egorova N, et al. Tai Chi Chuan and Baduanjin practice modulates functional connectivity of the cognitive control network in older adults [J]. Sci Rep, 2017,7:41581.

[252] Sungkarat S, Boripuntakul S, Kumfu S, et al. Tai Chi improves cognition and plasma BDNF in older adults with mild cognitive impairment: a randomized controlled trial [J]. Neurorehabil Neural Repair, 2018,32(2):142-149.

[253] 王靓,戴付敏,张娜,等.冥想对防治老年人认知功能障碍的研究进展[J].中华护理杂志,2015,50(10):1254-1257.

[254] Kim M J, Hong J H, Jang S H. The cortical effect of clapping in the human brain: A functional MRI study [J]. NeuroRehabilitation, 2011,28(2):75-79.

[255] 陈悦,刘化侠,姜文静,等.社区轻度认知功能障碍老年人手指操锻炼效果研究[J].护理学杂志,2016,31(17):90-92,96.

[256] Dhanasekaran S. Evaluation of AChE enzyme inhibition potential of Indian Medicinal Herbs Ficus hispida, Morinda tinctoria, Sapindus emarginatus and their significance in Alzheimer's disease therapy [J]. Res. J. Biotechnol, 2018,13(8):110-115.

[257] Bartolini M, Marco-Contelles J. Tacrines as therapeutic agents for Alzheimer's disease. IV. The tacripyrines and related annulated tacrines [J]. Chem Rec, 2019,19(5):927-937.

[258] Anand A, Patience A A, Sharma N, et al. The present and future of pharmacotherapy of Alzheimer's disease: a comprehensive review [J]. Eur J Pharmacol, 2017,815:364-375.

[259] 和培红,郭代红.利斯的明的临床研究与安全性评价[J].药物不良反应杂志,2004,6(3):170-173.

[260] Cacabelos R, Torrellas C, Carrera I, et al. Novel therapeutic strategies for dementia [J]. CNS Neurol Disord Drug Targets, 2016,15(2):141-241.

[261] O'Brien J T, Burns A, BAP Dementia Consensus Group. Clinical practice with anti-dementia drugs: a revised (second) consensus statement from the British Association for Psychopharmacology [J]. J Psychopharmacol, 2011,25(8):997-1019.

[262] Dubois B, Chupin M, Hampel H, et al. Donepezil decreases annual rate of hippocampal atrophy in suspected prodromal Alzheimer's disease [J]. Alzheimers Dementia, 2015,11(9):1041-1049.

[263] Li Q, He S, Chen Y, et al. Donepezil-based multi-functional cholinesterase inhibitors for treatment of Alzheimer's disease [J]. Eur J Med Chem, 2018,158:463-477.

[264] Youn H, Jeong H G. Pharmacotherapy for dementia [J]. J Korean Med Assoc, 2018,61(12):758-764.

[265] Tyagi N, Singh V, Junaid M. Effect of galantamine with neuropharmacological benefits in wistar rats models of epilepsy and behaviour [J]. Int J Pharm Sci Res, 2018,9(11):

4619 - 4633.

[266] Prins N D, van der Flier W A, Knol D L, et al. The effect of galantamine on brain atrophy rate in subjects with mild cognitive impairment is modified by apolipoprotein E genotype: post-hoc analysis of data from a randomized controlled trial [J]. Alzheimers Res Ther, 2014,6(4): 47.

[267] Zheng W, Xiang Y Q, Li X B, et al. Adjunctive huperzine A for cognitive deficits in schizophrenia: a systematic review and meta-analysis [J]. Hum Psychopharmacol, 2016,31(4): 286 - 295.

[268] Prentice H, Modi J P, Wu J Y. Mechanisms of neuronal protection against excitotoxicity, endoplasmic reticulum stress, and mitochondrial dysfunction in stroke and neurodegenerative diseases [J]. Oxid Med Cell Longev, 2015,2015: 964518.

[269] 李莹,杨友华,黄丹,等. 不同剂量美金刚对慢性脑缺血老龄大鼠认知障碍的改善作用及机制[J]. 中国医院药学杂志,2016,36(18): 1546 - 1550.

[270] 葛晓航. 奥拉西坦对血管性痴呆的疗效分析[J]. 中国实用神经疾病杂志,2017,20(22): 76 - 79.

[271] 程秋实,贺彩霞,周长宏. 奥拉西坦治疗血管性痴呆的临床疗效研究[J]. 实用心脑肺血管病杂志,2014(9): 18 - 19.

[272] 苏辉,张可帅,尹忠民. 舒血宁联合长春西汀对血管性认知功能障碍患者脑血灌注情况和认知功能障碍的影响[J]. 中国医学创新,2020,17(2): 22 - 25

[273] 黄进瑜,覃君德,龚彩芬. 尼莫地平对血管性认知功能障碍患者脑血流影响的临床研究[J]. 广西医学,2013,35(5): 600 - 601.

[274] 宋红兵,黄盘冰. 尼莫地平对老年谵妄干预疗效及认知影响的观察[J]. 心血管外科杂志(电子版),2018,7(3): 68 - 70.

[275] Conant R, Schauss A G. Therapeutic applications of citicoline for stroke and cognitive dysfunction in the elderly: a review of the literature [J]. Altern Med Rev, 2004,9(1): 17 - 31.

[276] 李娟,高志强,高俊风,等. 胞磷胆碱联合美金刚治疗血管性痴呆的临床研究[J]. 现代药物与临床,2018,33(9): 2218 - 2221.

[277] Peter-Derex L, Yammine P, Bastuji H, et al. Sleep and Alzheimer's disease [J]. Sleep Med Rev, 2015,19: 29 - 38.

[278] Theresa K B, Veronica W A, Ariane S, et al. Impact of resveratrol on glucose control, hippocampal structure and connectivity, and memory performance in patients with mild cognitive impairment [J]. Front Neurosci, 2017,11: 105.

[279] 牛文亚. 康体训练联合白藜芦醇干预治疗血管性痴呆大鼠模型的疗效[J]. 中国老年学杂志,2016,36(15): 3612 - 3614.

[280] Sofia L D S, Vellas B, Elemans S, et al. Plasma nutrient status of patients with Alzheimer's disease: systematic review and meta-analysis [J]. Alzheimers Dementia, 2014,10(4): 485 - 502.

[281] Kryscio R J, Abner E L, Caban-Holt A, et al. Association of antioxidant supplement use and dementia in the prevention of Alzheimer's disease by vitamin E and selenium trial (PREADViSE) [J]. JAMA Neurol, 2017,74(5): 567 - 573.

[282] Basambombo L L, Carmichael P H, Côté S, et al. Use of vitamin E and C supplements for the prevention of cognitive decline [J]. Ann Pharmacother, 2017,51(2): 118 -124.

[283] 唐毅,邢怡. 性激素及其相关基因与阿尔茨海默病[J]. 内科理论与实践,2018,13(5): 282 - 287.

[284] Carter C L, Resnick E M, Mallampalli M, et al. Sex and gender differences in

Alzheimer's disease：recommendations for future research［J］. J Womens Health (Larchmt)，2012,21(10)：1018－1023.

［285］罗敏,姜婷婷,杜烨湘,等. 雌激素缺乏加重痴呆小鼠脑内炎症反应的机制初探[J]. 免疫学杂志,2019,35(5)：15－22,29.

［286］Yoon B K，Chin J，Kim J W，et al. Menopausal hormone therapy and mild cognitive impairment：a randomized，placebo-controlled trial［J］. Menopause，2018，25(8)：870－876.

［287］Song L，Li X，Bai X X，et al. Calycosin improves cognitive function in a transgenic mouse model of Alzheimer's disease by activating the protein kinase C pathway［J］. Neural Regen Res，2017,12(11)：1870－1876.

［288］Lv W，Du N，Liu Y，et al. Low testosterone level and risk of Alzheimer's disease in the elderly men：a systematic review and meta-analysis［J］. Mol Neurobiol，2016,53(4)：2679－2684.

［289］Yao P L，Zhuo S，Mei H，et al. Androgen alleviates neurotoxicity of β-amyloid peptide (Aβ) by promoting microglial clearance of Aβ and inhibiting microglial inflammatory response to Aβ［J］. CNS Neurosci Ther，2017,23(11)：855－865.

［290］Soultanov V，Fedotova J，Nikitina T，et al. Antidepressant-like effect of Ropren® in β-amyloid-(25－35) rat model of Alzheimer's disease with altered levels of androgens［J］. Mol Neurobiol，2016,54(4)：1－11.

［291］李森. 他汀类药物对血管性认知障碍疗效的 Meta 分析［D］. 沈阳：中国医科大学,2013.

［292］杨莹. 老年痴呆的中医病理机制思考与探讨[J]. 亚太传统医药,2011,7(1)：127－128.

［293］闫敬来. 中医药治疗老年痴呆相关文献的用药规律研究［D］. 武汉：湖北中医药大学,2007.

［294］姚姝娱. 地黄饮子对脑缺血再灌注大鼠海马脑源性神经营养因子和基质细胞衍生因子表达的影响[J]. 海军医学杂志,2017,38(3)：219－221.

［295］张娜,王乐,马涛,等. 地黄饮子对轻度阿尔茨海默病患者认知功能的影响[J]. 中国医药导报,2019,16(35)：69－72.

［296］艾霞,高强强. 石菖蒲、远志对老年性痴呆模型小鼠脑组织超氧化物歧化酶和丙二醛的影响[J]. 湖北中医药大学学报,2013,15(6)：12－14.

［297］平洋,李英鹏,朱婷,等. 中药对改善老年痴呆症研究进展[J]. 辽宁中医杂志,2019,46(5)：1100－1102.

［298］汪雁归,杨天伦,毛萧萧,等. 人参皂甙对老年痴呆性大鼠模型心功能的影响[J]. 中国老年学杂志,2016,36(22)：5532－5532.

［299］Bars P L L，Velasco F M，Ferguson J M，et al. Influence of the severity of cognitive impairment on the effect of the ginkgo biloba extract EGb 761 in Alzheimer's disease［J］. Neuropsychobiology，2002,45(1)：19－26.

［300］于广娜. 银杏叶提取物注射液联合多奈哌齐治疗血管性痴呆的疗效及作用机制[J]. 中国实验方剂学杂志,2014,20(20)：210－213.

［301］Bissonnette C J，Lyass L，Bhattacharyya BJ，et al. The controlled generation of functional basal forebrain cholinergic neurons from human embryonic stem cells［J］. Stem Cells，2011,29(5)：802－811.

［302］Liu Y，Weick J P，Liu H，et al. Medial ganglionic eminence-like cells derived from human embryonic stem cells correct learning and memory deficits［J］. Nat Biotechnol，2013,31(5)：440－447.

［303］Duncan T，Valenzuela M. Alzheimer's disease，dementia，and stem cell therapy［J］.

Stem Cell Res Ther，2017，8(1)：111.

[304] 刘晓峰，吴迪，吴岩.干细胞治疗阿尔茨海默病的现状及未来[J].中国组织工程研究，2013(40)：7132-7137.

[305] 孔卫娜，孙祎敏，张丽霞，等.阿尔茨海默病基因治疗实验研究进展[J].中国老年学杂志，2010，30(8)：1156-1159.

[306] 李建，李闻文，周军.基因治疗与阿尔茨海默病[J].中南大学学报(医学版)，2015，40(4)：428-432.

[307] 余云舟，徐青.靶向β-淀粉样蛋白的阿尔茨海默病免疫治疗研究进展[J].国际药学研究杂志，2016，43(2)：216-223.